AF461964

MÉMOIRES
ET
OBSERVATIONS

Sur les Effets des Eaux de Bourbonne-les-Bains, en Champagne, dans les Maladies hystériques & chroniques.

Par M. CHEVALIER, *Docteur en Médecine à Bourbonne-les-Bains, ci-devant Chirurgien à l'Hôpital Royal & Militaire de la même Ville.*

Altissimus creavit de terrâ Medicamenta ; & vir prudens non abhorrebit illa.

ECCLESIAST. chap. 38.

A PARIS,
Chez VINCENT, Imprimeur-Libraire, rue des Mathurins, Hôtel de Clugny.

M DCC LXXII.

Avec Approbation, & Privilége du Roi.

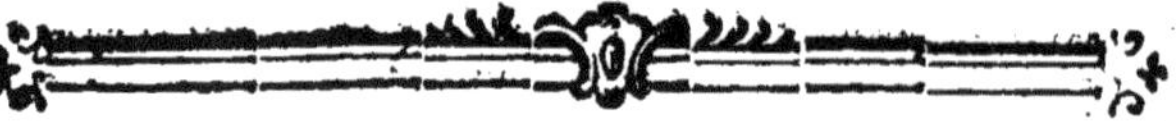

PRÉFACE.

Ea est cunctis animantibus non scripta lex sed nata, quam mos gentibus, necessitas barbaris & feris, natura ipsa prescripsit, ut omnia esset honesta ratio vim vi repellendi.

CICERO *pro Milone.*

TOUT homme qui, par état, s'intéresse au bien de l'humanité, en se faisant un devoir d'offrir au public les fruits de ses veilles & de ses travaux, & par-là de lui devenir utile, est toujours très-louable. Mais, si, dans les différentes recherches qu'il fait pour perfectionner une science, en aplanir quelques difficultés, il adopte un systême, il doit, avant que de le donner pour une vérité démontrée, attendre le jugement du public éclairé.

Si l'universalité des autorités & des faits lui en découvre le faux, l'inconséquence, l'illusion, il doit, (s'il n'a d'autres prétentions que le bien de la chose,) non-seulement se faire un devoir, mais même un honneur de l'abjurer; autrement, quelle idée peut-on concevoir de l'homme? Il n'eſt perſonne qui, dans le premier feu de l'imagination, ne croye ſouvent regarder avec les yeux de l'évidence, & qui, avec un peu de ſang-froid, ne reconnoiſſe ſon erreur.

Mais hélas! trop d'attachement à une opinion, ſur-tout quand on l'a enfantée, ne ſouffre pas qu'on lui oppoſe la moindre raiſon; &, s'il s'y joint encore des faits, des preuves, des vérités, & des vérités incommodes dont on voudroit ſecouer le joug, il eſt fort à craindre que l'orgueil ne ſe réveille, que la paſſion ne s'en mêle, & que les objections les plus ſenſées ne ſoient repouſſées par des perſonnalités.

Telle eſt la maniere dont M. Pomme en a uſé envers moi par rapport à mon Mémoire ſur les Eaux de Bourbonne, dans ſa Réponſe rembrunie du mois de Septembre dernier (*a*): au reſte, ce procédé auquel je m'attendois & qui ne

(*a*) Voyez le Journal de Médecine du même mois, note de l'éditeur, page 262, & la Lettre de M. Caziot, Journal de Novembre ſuivant, page 443.

m'étonne pas, me laissoit entrevoir qu'en relevant sa prévention contre les eaux thermales, c'étoit l'attaquer par l'endroit le plus sensible, & qu'il n'en rejetteroit qu'avec plus d'aigreur & de présomption les preuves & les faits permanens que je lui oppose.

Si mon Mémoire lui présente des faits contraires à son racornissement & à ses spéculations, ce n'est pas ma faute, & il me doit la justice de penser, qu'animé du même zèle que lui pour l'intérêt de l'humanité seulement, je ne pouvois sans reproche, ni sans me rendre coupable envers le public, taire l'efficacité des eaux de Bourbonne, constamment prouvée par l'expérience journaliere, & sa supériorité sur l'eau commune, l'eau de poulet, la glace, le lait, le petit-lait dans les maladies nerveuses & chroniques.

Si par hasard il a été blessé de ce que j'ai osé traiter une matiere qui, selon lui, n'est pas de ma compétence, il se radoucira peut-être en apprenant que mon établissement en province m'a mis dans la néceſſité abſolue de m'appliquer autant à l'étude de la médecine qu'à celle de la chirurgie, & que, depuis vingt-cinq ans que j'y exerce ſans relâche ces deux profeſſions enſemble, j'ai été fort attentif à recueillir des faits, à augmenter le fond de connoiſſances que l'on peut acquérir dans l'art de guérir par les eaux, en s'aſſujettiſſant à la ſimple expérience, & à apprécier les efforts de la théorie pour éclairer cette expérience dont tout le monde ſe croit dépoſitaire, mais dont ſi peu de gens ſçachent tirer de vraies inductions.

N'étant queſtion que de manier de l'eau & de la bien connoître; en tâchant d'ajouter par mon travail, à ce que j'ai trouvé dans les anciens & dans les modernes, je ne me ſuis que trop ſouvent apperçu que ce dépôt précieux, confié à l'homme à ordre des maiſons qui reçoivent des malades qui viennent de loin chercher du ſoulagement ou la guériſon, étoit déplacé à la honte de l'art, au dommage de ceux-ci, & que, dirigé par une routine aveugle qui conſiſtoit à faire boire, baigner, doucher indiſtinctement & à outrance, il fourniſſoit un moyen de plus à la cabale ou à la cupidité de quelques hôtes, ce qui m'auroit effrayé, même dégoûté, ſi je n'euſſe été dédommagé par quelques ſuccès.

Le livre de M. Pomme qui avoit ſcandaliſé tant d'habiles gens & qui avoit ébloui les autres, me choquoit par la bizarrerie de ſon ſyſtême que je ne pouvois en aucune façon accorder avec ce que j'avois vu & ce que je voyois. S'il étoit frondé de toutes parts, je ſouffrois impatiemment que perſonne ne prit l'auteur au défaut de la cuiraſſe, en défendant les eaux thermales, dont le décri le conduiſoit droit à ſon but. Las d'attendre, j'ai fourni en leur faveur & contre lui, des obſervations qui pourront être utiles à qui fera ſans doute mieux que moi.

Ce ſont-elles vraiſemblablement qui l'ont ſi fort irrité, & contre leſquelles j'avois attendu quelque tems de nouvelles attaques, lorſque je me vis enfin menacé par une Lettre de ſa main, en date du 18 Octobre 1770, d'une irruption personnelle si je m'avisois de reparoître sur la scène, m'observant néanmoins que si je connoissois le prix de sa démarche & que je renonçasse à mon projet, il me dispensoit du remerciment sans prétendre en tirer aucun avantage; mais, de quelque maniere que je prisse la chose, qu'il seroit toujours vrai que j'aurois attaqué un homme qui ne m'avoit fait aucun mal. En conséquence je laisse ma réplique à la prétendue réponse de M. Brun; celui-ci, parmi tant d'observations, n'en ayant disputé qu'une & la moins intéressante, j'offre à M. Pomme & à M. Brún, son représentant, bien d'autres os à ronger, sans croire manquer ni à l'un ni à l'autre. Prétendroient-ils que la vie des hommes est moins respectable que leurs opinions.

Je ne prononce rien sur les informations que ces MM. ont faites; peut-être se sont-ils adressés à des personnes mal intentionnées; on a pu chercher à prévenir, à aigrir les esprits & à dénigrer les choses; quoi qu'il en soit, ils ont fait peu de chemin dans la route qu'ils sembloient devoir ſuivre ; & ils auroient tort de ſe fâcher qu'on leur offrît l'occaſion de faire mieux, & de réparer la perte d'un tems qu'ils ont employé vainement juſqu'ici.

En multipliant les côtés par où M. Pomme voudra m'entamer, je multiplie mes reſſources en uſant les ſiennes, s'il en a, & je ménage mon loiſir ; je ne ſçais ſi l'on a eu l'avantage qu'on ſe promettoit, de faire rire à mes dépens amis, ennemis, & cette troupe d'oiſifs à qui, dans la matiere la plus grave, lorſqu'il s'agit de la vie ou de la mort des hommes, une plaiſanterie prouve plus qu'une raiſon ; je ne ſçais s'il eſt bien plaiſant de voir un M. Pomme érigé en potentat par ſon compere, M. le Brun, & moi, réduit à la condition de Mirmidon ; j'ignore quel prix M. Pomme met aux éloges des le Brun, mais je ſens qu'il eſt heureux & commode d'avoir à ſes ordres de pareils champions ; ils ſont rares ! on ſe ſent décoré par eux des plus beaux noms, & cela à charge de revanche.

S'il eſt libre à tout homme de ſens de préſenter ſes réflexions ſur des matieres où il apperçoit du louche & de l'embarras; c'eſt, je crois, le devoir & le privilége de celui qui s'en eſt occupé par état; je crois que mon miniſtere m'autoriſoit & que l'intérêt de la ſociété me preſcrivoit, de déſabuſer le public ſur les craintes & les dangers qu'on a cherché & qu'on cherche à lui inſpirer à l'égard des eaux thermales.

Le faux préjugé que l'envie, l'orgueil, l'ignorance & la cupidité de certaines gens intéreſſés à les décrier, ont adroitement répandu ſur leur compte, les a fait quelquefois enviſager comme trop fortes, dangereuſes, non indifférentes, & capables de faire beaucoup de mal ſi elles ne font pas du bien.

Cette prévention ridicule, qui ne doit ſon origine qu'à la fauſſe perſuaſion & la crédulité aveugle, a, malgré l'évidence, fait prendre plus d'une fois l'ombre pour la réalité, & entretenu le pyroniſme dont ſe parent certains prétendus beaux eſprits.

Ces terreurs sont si fortes, que, quoique la vertu fébrifuge des eaux de Bourbonne fût évidemment reconnue & démontrée depuis plus de deux cents ans, comme on le verra dans la suite, elle a cependant été, tant par elles, que par la théorie systématique, qui, dans ce tems, s'est emparé des esprits au mépris des connoissances cliniques si utiles & nécessaires dans l'art de guérir, méconnue & abandonnée, pour suivre une route nouvelle, bien différente & moins certaine que celle tracée par les anciens. En vain la nature reclamoit-elle quelquefois ses droits, on demeuroit toujours sourd à sa voix.

Cet aveuglement impardonnable subsisteroit peut-être encore, si de nos jours un praticien aussi éclairé qu'infatigable n'eût par son travail assidu, malgré la rivalité la plus noire & la plus affreuse, détruit la prévention & fait tomber le bandeau de l'erreur.

Les yeux une fois fascinés pour un systême qu'on a épousé, ne font voir que ténèbres où est la lumiere, que doutes où il y a certitude, & qu'incrédulité en opposition aux preuves les plus convaincantes. C'est ainsi, selon la pensée d'un auteur célèbre, qu'on a nié pendant vingt ans la découverte & les expériences du grand Newton sur les sept rayons primitifs & inaltérables de la lumiere, & qu'on lui a opposé pendant quarante les tourbillons de Décartes sur la gravitation démontrée. Si, au lieu d'avoir employé ce tems à combattre par de vains sophismes, on eût répété ou fait répéter ses expériences, on ne se seroit point exposé à la risée & au mépris des gens sensés.

Si ceux qui, sans connoître les eaux thermales, s'élevent avec tant de chaleur, en eussent agi ainsi, ou qu'ils eussent vaincu leur paresse & leur obstination par une étude plus sérieuse, plus réfléchie, & par la recherche de leurs principes & de leurs effets, ils seroient au moins parvenus à des connoissances qui, en les désabusant, si elles ne les eussent obligés à leur rendre justice, leur auroient du moins imposé silence.

Il en eſt malheureuſement qui, quoique revenus de leur prévention & détrompés, & bien que ſecrettement ils ſe repentent d'avoir haſardé une opinion dénuée de vraiſemblance, aiment mieux, même au mépris réel de leur gloire & de leur réputation, la ſoutenir hardiment, & ſuivre le conſeil de leur amour-propre mal entendu. Si un mouvement de conſcience leur reproche de n'avoir pas imité la pratique des hommes plus ſages & plus habiles qu'eux qui les environnent, s'ils ſe promettent de les ſuivre à l'avenir, & de marcher ſur leurs traces; ce mouvement paſſe vîte, & bientôt le préjugé, la légéreté reprennent ſur eux leur empire ordinaire.

C'eſt de cette maniere, & de proche en proche, que l'illuſion paſſe d'un homme à un autre, du voiſin au plus éloigné; que la crainte & la puſillanimitié ſubjuguent juſqu'aux ames les moins faites pour en avoir, & leur laiſſent de l'incertitude ſur des remèdes qui, dans tous les cas où ils ſont applicables,

& appliqués avec prudence, operent souvent des merveilles.

C'est encore d'après de semblables erreurs qu'on reste souvent indécis sur le choix des eaux & la maniere de les appliquer, & que nombre de malades n'arrivent à celles vers lesquelles on a été intéressé à les envoyer, qu'avec cette terreur qui leur fait appréhender leurs prétendus redoutables effets. Les uns ne viennent que pour y baigner & se garderont bien, disent-ils, de boire, parce qu'elles sont trop fortes, dangereuses pour la poitrine, contraires aux nerfs, &c: tandis qu'à leurs côtés, d'autres convaincus par leur propre expérience, ou conseillés par des hommes vraiment instruits, se soumettent sans difficultés à tous leurs usages.

La chimère des premiers, qui est aussi celle de M. Pomme, s'évanouira tôt ou tard par les exemples & les faits multipliés qui ne cesseront de prêcher la vérité : *Opinionum commenta delet dies, naturæ judicia confirmat.*

Il étoit nécessaire de présenter une

amorce ; quelle meilleure, qu'une ſeule méthode, (connue depuis long-tems,) aiſée, facile, & un ſyſtême nouveau, (le racorniſſement des nerfs.) Ce terme, à la vérité, eſt auſſi obſur que vuide de ſens; mais que faut-ils de plus à la multitude qui, moins elle entend, plus elle s'émerveille.

C'eſt cette nouveauté ſinguliere, qui n'en a jamais impoſé qu'à des novices, que M. Pomme leur a préſentée, ou comme écho, ou comme interprête, dans ſa préface, quatrieme édition, pages 13, 14, 15 & 16. Voici comme il s'exprime :

» De toutes les maladies qui affligent » l'humanité, il n'y en a point dont la » cauſe ſoit moins connue, & le pro» cédé curatif moins aſſuré que celle » qu'on appelle *affection vaporeuſe*, ou » ſimplement *vapeurs ;* de tous les obſta» cles qui ſe préſentent pour parvenir » à ce but, le préjugé des médecins eſt » celui qui me paroît le plus difficile à » vaincre : en effet, apprendre aux uns » *une route nouvelle*, vouloir forcer les

» autres à *changer d'idées* & de *systême*;
» c'est l'ouvrage du génie le plus subtil;
» & il ne faut rien moins que l'éloquence
» la plus persuasive pour *convaincre* des
» esprits prévenus, & pour *détruire* une
» erreur presque universelle; » (& sans doute aussi pour en faire adopter une autre.)

» J'en ai senti, continue-t-il, toute la
« difficulté dans ma premiere entreprise,
» (cela n'est point étonnant;) animé
» par la vivacité de mon zèle, j'ai cru
» que mon travail ne seroit point infruc-
» tueux; mais, me suis-je jamais flatté
» de faire beaucoup de prosélytes? &
» n'avois-je pas déja prévu que le nom-
» bre des *mécréans* seroit infini? Les uns
» asservis au préjugé & trop intéressés
» à suivre la routine, refusent constam-
» ment de s'y soumettre; & les autres
» jaloux des *nouveautés quand ils ne les*
» *enfantent pas*, se récrient sans fonde-
» ment & sans raison, rejettant avec
» mépris une méthode d'autant plus in-
» téressante que le mal devient plus com-
» mun: tel a toujours été l'écueil de la
» médecine,

» médecine, (pourquoi pas du méde-
» cin ?) Les plus zélés ne le désavoue-
» ront pas. »

Et un peu plus bas : « Les motifs qui » m'obligent à lutter contre les plus re- » doutables adversaires, excuseront, je » pense, ma témérité ; persuadé que » mon zèle à plaider la cause du public » me donnera des droits sur son indul- » gence ; c'est dans ces vues que j'ai » rompu le silence une premiere fois : » les controverses des médecins me for- » cent à me défendre ; & je déclare d'a- » vance que je ne cesserai de parler que » quand on m'en aura imposé par des » faits contraires à ceux que j'ai déja » présentés. » (J'en offre, je crois, à M. Pomme.)

Pour étayer cet édifice frêle & chancelant, & lui donner au moins un ombre d'apparence, il falloit ou ébranler ceux qui étoient construits, ou les sapper par les fondemens. Il falloit encore, pour qu'on n'en apperçût pas la défectuosité, le masquer avec un espece de clinquant, qui, par son faux éclat, en imposât sur la réalité. Voici comme M. Pomme s'y prend : il imagine nos nerfs dans l'état naturel, semblables à un parchemin trempé, mou & flexible, qui par un défaut d'humidité se roidit ; & par une sécheresse totale se racornit. Voilà la pierre angulaire de tout son bâtiment avec laquelle il prétend tout détruire & tout renverser ; suivons-le : » On n'a qu'à se rappeller ici l'effet des » causes éloignées de vapeurs, & on » verra arriver de plus loin la sécheresse » dont je parle, & le racornissement qui » la suit. Je dis plus, qu'on rassemble en » même tems l'effet des remèdes chauds, » si usités de nos jours & si vantés sous » le nom d'*anti-spasmodiques*, on verra » augmenter insensiblement la cause du » mal, bien-loin de la détruire. Que l'on » rappelle enfin l'effet constant & inva- » riable des remèdes opposés, on sera » forcé alors d'avouer la *méprise*, & on » se réjouira avec moi d'avoir trouvé le » spécifique. Les complications de cette » maladie n'embarrasseront plus le mé- » decin, quand il sçaura qu'elles sont le

» fruit de la premiere cause, Les obstruc-
» tions de tous les visceres du bas-ventre,
» n'étant que l'effet de celle-ci, céderont
» au torrent d'une circulation plus libre :
» il verra avec satisfaction les merveil-
» leux effets d'une méthode si salutaire
» par des cures miraculeuses ; & le sou-
» venir de tant d'autres où la pratique
» ordinaire l'aura fait échouer, le con-
» vaincra toujours plus de la solidité de
» celle qu'il aura *nouvellement* embrassée.
» En effet, combien d'hydropisies, d'ana-
» sarques, de leucophlegmaties où le ra-
» cornissement a lieu, & où les hydra-
» gogues les plus outrés sont employés
» sans discrétion & sans succès ! » Oh pour le coup, voilà du plaisant ! des nerfs, des membranes, &c. abreuvés de toutes parts, noyés dans un torrent d'eau, être racornis, desséchés ! cela est risible, & contre les régles de la bonne physique. M. Pomme me dira peut-être, comme il a dit très-ingénieusement à M. Coste, que ma physique est une lanterne sourde qui n'éclaire que moi. Eh bien, je lui répondrai que la sienne est une lanterne

magique qui amuſe tout le monde. Pourſuivons : « Combien de jauniſſes hypo» condriaques que l'on attaque jour» nellement par les apéritifs les plus » groſſiers ! & quelles en ſont les ſuites ! » Combien de maladies chroniques de » toute eſpece, dépendantes de cette » cauſe, que la pharmacie mutile & » acheve après leur avoir donné naiſ» ſance, à la honte de ceux qui lui prê» tent des ſecours auſſi avides que meur» triers ! La caſcarille, le cachou & tous » les autres ſtomachiques, ſi familiers » aujourd'hui, céderont leur place aux » remèdes qui reſtitueront le velouté de » l'eſtomac, & qui corrigeront les em» preintes meurtrieres que ceux-ci ont » coutume d'y laiſſer. Le tympanitique » apprendra à ſe guérir par des remèdes » oppoſés à ceux qui auront donné naiſ» ſance à ſa maladie. L'apoplectique & » le paralytique éviteront les eaux de » Balaruc ; nous comprenons avec elles » toutes les eaux thermales, quelles » qu'elles ſoient. L'épileptique crue in» curable, & guérie, ſervira d'exemple

» à celle qui ſera menacée de ce fléau.
» L'hyſtérique invétérée & le vaporeux
» languiſſant trouveront déſormais un re-
» mède aſſuré (*a*).

» Si, après cela, continue-t-il, les mé-
» decins ſe plaignent des difficultés qu'ils
» rencontrent dans la cure de cette ma-
» ladie, doivent-ils en accuſer l'opiniâ-
» treté & la bizarrerie ? & ne doivent-
» ils pas au contraire s'imputer à eux-
» mêmes ſon incurabilité (*b*)? » M. Pomme n'a pas borné ſon racorniſſement aux ſeules maladies dont il vient de faire le détail; il l'a encore étendu à beaucoup d'autres, comme à la colique, l'hémoptyſie, la manie, l'odontalgie, le vomiſſement, la cardialgie, le friſſon, la ſuppreſſion des urines, des régles, des lochies, la fiévre, le *flux hémorroïdal*, la toux, les aigreurs d'eſtomac, l'hémiplégie, ſuite de l'apoplexie ſéreuſe & ſanguine, la fiévre-putride, la vérole, les écrouelles, le ſcorbut, les pertes, les

(*a*) Préf. *ibid.* pages 18, 19, 20, & 21.
(*b*) Page 38, premier vol. quatrieme édition.

fleurs-blanches, &c. (*a*); & cela en racorniſſant tout ! O prodige du racorniſſement ! ô multitude de malades racornis, que vous aurez d'obligation à M. Pomme, d'avoir réduit tous vos maux divers à une ſeule cauſe ! ô bonheur du genre humain, ſi l'on parvient jamais à trouver le remède du racorniſſement !

J'ignore ce que c'eſt que ce racorniſſement ; mais tout le monde ſçait qu'une méthode bonne en elle-même, étendue trop loin, peut devenir très-dangereuſe, & ſouvent funeſte. Le ſçavant M. Tiſſot, qui en a ſenti toutes les conſéquences, a eu attention de prévenir, dans ſon *Eſſai ſur les Maladies des Gens du monde*, pages 135 & 137, édition de Lauzanne, ceux qui pourroient tomber dans cet écart & leur en faire connoître le ridicule. Voici ſes expreſſions :

» La méthode des toniques & celle » des relâchans ont leurs uſages ; les mé» decins qui ſe borneroient à l'une des

(*a*) Voyez depuis la page 38 du premier volume de ſon Traité, juſqu'à la page 49, & le titre de ſes chapitres.

» deux, priveroient une partie des malades du remède qui leur convient le mieux, & se priveroient eux-mêmes des plaisirs du succès. Et plus loin, si les hommes plein de génie & de connoissances, qui sont à la tête de ces systêmes, vouloient bien jeter les yeux sur les observations qui leur sont étrangères, voir les inconvéniens qu'il y a à traiter des maux opposés dans leurs causes par une seule méthode, à l'étendre trop loin, à mépriser tout ce qui lui est étranger, ils ajouteroient à leurs succès & à la reconnoissance que le public leur doit, & ils sentiroient bientôt que les régles & les méthodes générales sont dangereuses en médecine ; elles rapprochent les plus grands médecins des empiriques qui veulent tout guérir par un seul remède, & prétendent que tous les maux dépendent d'une seule cause : cela n'est jamais si faux qu'en parlant des maux de nerfs, dont le traitement est celui, par là même, qui a le plus besoin d'être détaillé. »

La réflexion de cet homme illustre sur les méthodes générales, me rappelle un trait de la Bruyere contre elles, si beau & si frappant, que je ne puis me dispenser de le rapporter, persuadé qu'il garantira de l'erreur ceux qui voudroient y donner; le voici :

» Carro-Carri débarque avec une re» cette qu'il appelle *un prompt remède*, » & qui quelquefois est un poison lent : » c'est un bien de famille, mais amélioré » en ses mains; de spécifique qu'il étoit » contre la colique, il guérit de la fié» vre-quarte, de la pleurésie, de l'hy» dropisie, de l'apoplexie, de l'épilepsie. » Forcez un peu votre mémoire; nommez » une maladie, la premiere qui vous » viendra en l'esprit : l'hémorragie, dites» vous? il la guérit. Il ne ressuscite per» sonne, il est vrai; il ne rend pas la vie » aux hommes, mais il les conduit néces» sairement jusqu'à la décrépitude; & ce » n'est que par hasard que son pere & » son ayeul, qui avoient ce secret, sont » morts fort jeunes. Les médecins re» çoivent pour leurs visites ce qu'on

» leur donne ; quelques-uns se contentent d'un remerciement : Carro-Carri est si sûr de son remède & de l'effet qui en doit suivre, qu'il n'hésite pas de s'en faire payer d'avance, & de recevoir avant que de donner. Si le mal est incurable, tant mieux, il n'en est que plus digne de son application & de son remède. Commencez par lui livrer quelques sacs de mille francs ; passez-lui un contrat de constitution ; donnez-lui une de vos terres, la plus petite, & ne soyez pas ensuite plus inquiet que lui de votre guérison. L'émulation de cet homme a peuplé le monde de noms en *o* & en *i* ; noms vénérables qui imposent aux malades & aux maladies. Vos médecins, Bordeu, Bouvart, Lorri, & de toutes les facultés, avouez-le, ne guérissent pas toujours, ni sûrement : ceux, au contraire, qui ont hérité de leurs peres la médecine-pratique, & à qui l'expérience est échue par succession, promettent toujours, & avec serment, qu'on guérira. » Qu'il est doux aux hommes de tout

» espérer d'une maladie mortelle, & de
» se porter encore passablement bien à
» l'agonie ! La mort surprend agréable-
» ment & sans s'être fait craindre : on
» la sent plutôt qu'on n'a songé à s'y pré-
» parer & à s'y résoudre. O modernes
» *Esculapes!* faites régner sur la terre le
» quinquina & l'émétique ; conduisez à
» sa perfection la science des simples
» qui sont données aux hommes pour
» prolonger leur vie : observez dans les
» cures, avec plus de précision & de sa-
» gesse que personne n'a encore fait, le
» climat, les tems, les symptômes &
» les complexions : guérissez de la ma-
» niere seule qu'il convient à chacun
» d'être guéri : chassez des corps, où rien
» ne vous est caché de leur économie,
» les maladies les plus obscures & les
» plus invétérées : n'attentez pas sur celles
» de l'esprit, elles sont incurables : laissez
» à *Corine*, à *Lesbie*, à *Canidie*, à *Tri-
» malcion* & à *Carpus* la fureur de l'em-
» pirisme (*a*). »

(*a*) Caractère de la Bruyere, pages 161, 162 & 163, Tome II.

M. Pomme, ne sçachant comment accorder son grand racornissement avec les observations où les malades ont été traités par une méthode opposée à la sienne, feint d'y trouver des causes indépendantes de celle-là, & attaquables par des remèdes différens des siens, ou une humeur fébrile, ou un virus scorbutique, &c. (*a*) Le spasme & la convulsion ne sont que symptomatiques dans ces cas; tandis que, selon son système, la premiere cause est toujours la tension, la sécheresse, le racornissement : « Par-» tout où le spasme sera compliqué avec » d'autres maladies, par-tout il se fera » respecter; & les humectans seront les » seuls remèdes qu'on pourra lui oppo-» ser (*b*). » Cette contradiction avec lui-même, dévoile son but, sa ruse & la fausseté de sa théorie, assez évidemment connue, pour peu qu'on le lise, & très-

(*a*) Voyez les notes au bas des pages 132 & 140, Tome II, de son Traité, quatrieme édition; & la page 253 de son premier volume.

(*b*) Traité des Affections vaporeuses des deux sexes, Tome I, page 49.... *ibid.*

ſçavamment relevée, comme je l'ai déjà fait remarquer, par MM. Roſtain, Pâris, Marteau d'Amiens, Laugier, Coſte, De Jean, Dablain, Preſſavin, &c. &c.

Pour adapter ſa méthode à tous les cas poſſibles, M. Pomme complique de ſpaſme & de convulſion la paralyſie, ſuite de l'apoplexie ſéreuſe ou ſanguine, & écarte de ſon traitement les eaux thermales. Après avoir établi, d'après Frédéric Hoffmann, la différence de l'apoplexie ſpaſmodique, & de la paralyſie de même eſpece qui lui ſuccede ordinairement, il dit : « La diſtinction de » celle-ci d'avec les deux autres eſpeces » que l'on connoît ſous le nom d'*apo-* » *plexie ſéreuſe* & *ſanguine*, eſt encore » dûe à cet auteur. Quoique cette der- » niere participe beaucoup de celle dont » il s'agit, le *ſpaſme* n'en eſt pas moins » ſouvent la véritable cauſe. La roideur » des membres paralyſés, & les mouve- » mens involontaires qu'ils éprouvent, » en ſont les preuves convaincantes. Les » ſaignées réitérées, les véſicatoires, les » émétiques, &c. produiront donc, ſelon

» le même auteur, de funeftes effets:» (M. le marquis de Caftillon en fit la trifte expérience; comme M. Emery, fils, la fit de l'application de la glace,) «tandis » que les bains domeftiques, le pédiluve » & autres remèdes de même efpece, qui » attaqueront cette rigidité des nerfs, » produiront des effets falutaires, puif- » qu'ils faciliteront la diftribution des » liqueurs, en reftituant aux vaiffeaux » leur calibre & leur fouplesse.

» Mon témoignage paroîtroit ici fuf- » pect, continue notre auteur, s'il n'é- » toit étayé de celui de l'auteur que je » cite: fes obfervations en font foi. Je » puis donc y ajouter que j'ai vu nom- » bre de paralytiques chez lefquels » ces mêmes remèdes avoient procuré » ce défordre. Combien n'ont pas ter- » miné leur vie fous le joug d'une fi » cruelle pratique? Le dirai-je? l'intérêt » du public l'exige, & le zèle qui m'a- » nime m'y engage; j'ai été le fidèle » témoin, & plus d'une fois, des funeftes » effets des eaux de Balaruc, où l'on en- » voie communément tous nos paraly-

» tiques & ceux des provinces voisines ;
» sans égard & sans distinction. J'y ai vu
» un malade attaqué de la paralysie dont
» il est ici question, saisi d'une fièvre
» violente avec délire & de mouvemens
» convulsifs aux membres paralysés, le
» premier jour qu'il fut purgé avec ces
» eaux, au grand étonnement du mé-
» decin qui s'en étoit chargé. Il fallut
» deux saignées & une copieuse boisson
» d'eau de poulet pour le sauver du dan-
» ger auquel on l'avoit aveuglément ex-
» posé.

» Ces eaux thermales & salines agis-
» sent donc ici avec trop de fougue : il
» en seroit de même de toutes les eaux
» thermales, quelles qu'elles soient :
» M. Le Roi, professeur en médecine en
» l'université de Montpellier, qui a écrit
» avec autant d'élégance que de précision
» sur la nature, les effets & l'action des
» eaux minérales, n'a pas oublié de nous
» prévenir sur l'action des eaux de Bala-
» ruc, puisqu'il nous dit : *Ad hoc autem*
» *auxilii genus non facilè venias cum homine*
» *qui aut podagrus sit, aut lue laboret vene-*

» *næ, aut epileptiæ obnoxius, aut passione* » *laboret hypocondriacâ aut hystericâ.*

» Mais nous avouerons volontiers » avec lui qu'elles réussiront parfaite» ment bien là où le relâchement des so» lides, & l'épaississement & la viscosité » des humeurs procurent la maladie. » Leurs effets miraculeux attestent si bien » en leur faveur, qu'il seroit inutile, » pour ne pas dire ridicule, de vouloir » contester leur mérite & leur vertu. » Nous avouerons encore, si l'on veut, » qu'elles peuvent être salutaires dans » bien d'autres circonstances où la rigi» dité peut être compliquée avec d'au» tres vices; mais ce sera toujours sous » les conditions que l'on se contentera » alors de les appliquer extérieurement; » & avec quelle précaution nous per» mettrons-nous leur usage intérieur! » C'est ainsi que je conclus des autres » eaux thermales salines ou sulfureuses, » à qui on a vu opérer plus d'une fois, » entre les mains des médecins habiles, » de merveilleux effets qui paroissent

» contradictoires avec la cause que l'on » avoit à combattre (*a*).

L'expérience, la premiere des maîtresses, celle qui renverse & détruit les plus beaux raisonnemens, m'a fait voir, & plus d'une fois, des malades attaqués de l'apoplexie sanguine, séreuse, spasmodique, & de la paralysie, compagne ordinaire de l'une ou de l'autre, même de celle qui n'affecte quelquefois que la peau, sans intéresser les muscles, ou ceux-ci sans toucher à la peau, d'autres fois les fléchisseurs, & non les extenseurs, *& vice versâ;* enfin une seule partie ou plusieurs ensemble, comme une paupiere ou toutes les deux, les muscles des yeux, ou séparément ou conjointement, ce qui constitue le strabisme connivent, récédent & d'inégale hauteur; un pied, une jambe, un bras, un doigt, plusieurs ensemble, quelquefois

(*a*) Traité des Affections vaporeuses des deux sexes, depuis la page 270 jusqu'à la page 274, premier volume, quatrieme édition.

l'extrémité

l'extrémité de ceux-ci, qui abolit en partie ou totalement le tact : d'autres, de la goutte, du rhumatisme goutteux, de maladies vénériennes, scorbutiques, de l'hypocondriacie, &c. mais sur-tout de l'affection hystérique, m'a fait voir, dis-je, que l'usage intérieur des eaux de Bourbonne, loin de produire de funestes effets, les ont ou extrêmement soulagés ou entiérement guéris. Après cela, s'écriera-t-on encore, Avec quelle précaution nous permettrons-nous leur usage intérieur ! dira-t-on toujours, Contentons-nous de les appliquer extérieurement ; car, de cette maniere, elles n'agissent que comme de l'eau commune ; leurs effets ne se rapportent qu'à de l'eau chaude, & leurs parties minérales ne pénetrent point à travers les pores de la peau ?

Il faut en vérité être bien peu initié en physique & en chymie, pour faire un aussi pitoyable raisonnement ; pour peu qu'on sçache, qu'on ait vu ou qu'on ait manipulé, on n'ignore pas que les eaux qui tiennent en dissolution des parties minérales, soumises à l'action du filtre, entraînent avec elles, & à travers les pores, celles dont elles ſont empreintes & chargées. M. Pomme n'auroit-il jamais vu retirer le vitriol des pyrites, extraire l'alun des minéraux alumineux, ou tout au moins purifier du nître ou du ſel de ſa cuiſine ? J'ai peine à le croire; cependant il ſe ſeroit apperçu que l'eau, filtrée & évaporée, auroit formé de très-beaux cryſtaux priſmatiques rayés, ou cubiques parfaits ou preſque parfaits: il y a apparence qu'il ne ſçait pas que de l'eau commune dans laquelle on a mis de la limaille de fer pendant un certain tems, & qu'enſuite on a filtrée, ſe colore avec l'infuſion des ſubſtances acerbes.

Quoi qu'il en ſoit & qu'il paroiſſe avoir beaucoup de répugnance pour les véſicatoires, je préſume que, dans le cours de ſa pratique, il les aura fait appliquer quelquefois, & qu'il aura remarqué ou appris que l'effet des cantharides ne ſe borne pas à l'épiderme; qu'il s'étend encore aux parties intérieures, & que c'eſt-là qu'elles exercent leur principale action & d'où dépend leur ſuccès.

Il ſçait certainement que le mercure uni à la graiſſe qui lui ſert d'intermède pour ſa diviſion, ou combiné avec elle ſous un état ſalin, donné en friction, pénètre, malgré l'adhérence de la graiſſe à la peau, juſques dans les plus petits recoins de la machine. Or ces vérités connues, démontrées, & auxquelles on ne peut heureuſement donner atteinte, mettent dans le plus grand jour la fauſſeté de ſon aſſertion, & feront connoître, d'une maniere non équivoque, que les parties minérales dont ſont empreintes les eaux thermales dans leſquelles elles ſont ſi alkooliſées, ſuivent l'introduction des parties aqueuſes; dans leur uſage topique même, facilitent l'entrée de celles-ci par les pores inhalans, & portent leur influence juſques dans les plus petits calibres de notre corps, où elles excitent doucement leurs parties ſolides, en relèvent le reſſort & le ton, & diviſent les humeurs qui y ſont robuſtes ou en ſtaſe ralenties.

Le ſel de nos eaux eſt ſi léger & ſi mobile, qu'il ſuit l'abondante évaporation qui ſe fait de l'eau, à leurs ſources

& dans leurs baſſins, pour aller s'effleurir à leurs parois & aux murs des bâtimens. On le voit auſſi s'effleurir à la ſurface extérieure des vaiſſeaux de terre non vernisſés, même vernisſés, pour peu que l'émail ſoit gercé. Ceci doit même mettre en garde contre ceux qu'on emploie à leur analyſe, ou dans leſquels on veut les tranſporter, afin d'éviter des erreurs ou leur altération ; on préviendra ces inconvéniens en ſe ſervant, dans l'un & l'autre cas, ou de capſules ou de bonnes bouteilles de verre.

Il ſeroit bien difficile, pour ne pas dire impoſſible, de nier, après ces faits, l'introduction des parties minérales par les cribles cutanés : l'effet, en donnant comme la main aux particules diſtribuées intérieurement, en eſt quelquefois ſi ſenſible, que des malades que la boiſſon des eaux, aidée de quelques purgatifs, n'avoit pu émouvoir, ſe ſont trouvés purgés par l'action combinée des eaux intérieures & extérieures.

Or les eaux minérales & thermales, réuniſſant toutes les vertus & les qualités de l'eau commune, comme je l'ai démontré à M. Pomme (*a*), doivent être de beaucoup préférables à celle-ci dans le traitement des maladies où il prétend leur donner l'exclusion. Les premieres renfermant des agens qui n'étoient point altérés, agiront plus selon les loix de la simple nature, que les parties animales extraites par le feu avec lesquelles il vient à l'appui des secondes, & desquelles il fait un grand & pompeux étalage. Les unes, dirigées avec prudence & connoissance, releveront la fibre stomacale, rétabliront les sucs digestifs ; au lieu que les autres, prises à outrance, détoneront la premiere & émousseront les secondes.

Le défaut de connoissance fait souvent donner dans des écarts impardonnables, sur-tout en médecine. L'antimoine, le mercure, le mars, le quinquina, entre les mains de ceux qui sont ou qui ont été dénués de jugement, sont devenus ou très-dangereux, ou au moins infructueux. Ce non-succès, toujours trop

(*a*) Voyez le Journal de Médecine, mois de Juillet 1770, pages 17 & 18.

condamnable, doit-il pour cela les faire bannir de la médecine, & leur mériter le nom de poiſon? S'ils n'ont pas produit l'effet qu'on en attendoit & rempli le but qu'on ſe propoſoit, qui en accuſera-t-on alors? ſera-ce l'impéritie ou le remède? Ce ſera toujours l'impéritie du médecin, ou l'indocilité & le mauvais état du malade.

Nous avouerons volontiers que ces deux dernieres circonſtances apportent ſouvent de très-grands obſtacles à leur réuſſite. On ſçait que le régime, qui favoriſe ſi bien l'action des remèdes, ſi on s'en écarte, rend les plus efficaces & les plus énergiques nuls ou preſque nuls; cependant on voit aujourd'hui ce moyen tant recommandé & autrefois ſi ſcrupuleuſement obſervé, ou mépriſé par la plûpart, ou regardé comme un radotage tiré de l'ancienne cuiſine.

Il y a vingt à vingt-cinq ans que l'on ne ſervoit aux eaux que des alimens ſimples & de facile digeſtion, & on s'en trouvoit bien; mais, depuis que cette ſcience meurtriere, que l'on paye fort cher pour abréger agréablement nos jours, a paſſé des capitales dans les provinces les plus éloignées, & porté ſon tiſon deſtructeur juſques ſur les tables des malades, on auroit peine, en voyant la plûpart de celles ſervies pour nos buveurs d'eau, à ſe perſuader que ce fût un repas préparé pour des perſonnes actuellement dans les remèdes.

Comment des eſtomacs farcis par une quantité de mets âcres, aſſaiſonnés & déguiſés de façon à n'en plus reconnoître la nature ni l'état primitif, de boiſſons plus incendiaires les unes que les autres, peuvent-ils ſoutenir & recevoir un remède qui, pêle-mêle avec le produit de mauvaiſes digeſtions, ſera ou ſans effet, ou entraînera avec lui dans les ſecondes voies un chyle mal élaboré, qui deviendra ſouvent la ſource d'une infinité d'accidens?

Il faut de néceſſité & indiſpenſablement du régime avec les eaux; peu manger le ſoir, éviter la viande, afin que l'eſtomac, moins fatigué, vuide & net le lendemain, ſe trouve dans une diſpoſition favorable à les recevoir & les diſtribuer.

S'il eſt eſſentiel d'obſerver du régime, il ne l'eſt pas moins que l'heure des repas ſoit réglée. Dîner a midi & ſouper à ſept heures, eſt une régle de laquelle on ne devroit jamais s'écarter aux eaux; non plus que de ne ſe point expoſer au ſerein pendant leur uſage, afin d'éviter la ſuppreſſion de la tranſpiration qui eſt alors très-facile, & de ne pas pouſſer trop loin les veilles pour ne point s'échauffer & avoir le tems de ſe repoſer des fatigues des exercices; ſe lever matin pour que les eaux bues de bonne heure aient le loiſir de paſſer & ſe diſtribuer dans les liqueurs avant le dîner.

M. Pomme ne fait que répéter qu'il ne ceſſera de parler, que quand on lui en aura impoſé par des faits contraires à ceux qu'il a préſentés : il n'eſt pas de parole, car je lui en ai déja fourni; je vais encore lui en fournir d'autres; en ſera-t-il pour cela plus doux & plus ſilencieux? c'eſt ce que je ne crois pas, & ce qui m'importe peu.

MÉMOIRE

BIBLIOTHÈQUE ROY.

MÉMOIRE
ET
OBSERVATIONS

Sur les Effets des Eaux de Bourbonne-les-Bains, en Champagne, dans les Maladies hystériques & chroniques.

EN lisant le *Traité des Affections vaporeuses des deux Sexes*, je n'ai pu voir sans surprise que l'auteur y proscrit, à la page xxj de sa Préface, quatrieme édition, toutes les eaux thermales, en général, du traitement de ces maladies. Si, moins prévenu, il eût examiné les auteurs qui ont traité des eaux thermales, qu'il eût visité les lieux où elles sourdent, ou qu'il eût daigné consulter les personnes de l'art, qui les dirigent, il auroit tout au moins appris qu'il n'y en a aucune d'elles qui ne renferme, en général, toutes les qualités de l'eau commune, & qui ne puisse, à juste titre, revendiquer les guérisons opérées par ce fluide, si même elles ne sont pas plus efficaces.

Les eaux minérales & thermales sont regardées de tous les chymistes & naturalistes, comme des eaux simples ou communes, chargées d'une certaine quantité de matiere minérale, qu'elles détachent & charrient, pendant leur circulation, dans les entrailles de la terre, pour ensuite les porter au dehors : d'où ils concluent que ce n'est que par accident qu'elles sont constituées telles, & que leurs propriétés qui les rendent d'un usage particulier, leur sont étrangeres.

D'aprés ces principes, qui sont conformes à la plus saine raison, les eaux minérales & thermales sont toutes des eaux communes, qui tiennent en dissolution telle ou telle matiere minérale, suivant les diverses mines qu'elles traversent dans le sein de la terre, avant que d'arriver à sa surface.

Sous ce point de vue, on ne peut certainement refuser aux eaux thermales toutes les qualités & les vertus de l'eau commune, encore moins les proscrire du traitement des maladies des nerfs, desquelles elles triomphent plus promptement & plus sûrement que l'eau simple, comme je le prouverai par l'observation.

Outre les qualités de l'eau commune que réunissent les eaux thermales, elles en renferment encore d'autres par la combinaiſon de différens minéraux qui les mettent bien au-deſſus de celle-là, dans la cure des affections vaporeuſes, & des maladies chroniques. Celles de Bourbonne ſont claires & limpides comme une eau chaude ordinaire, ont un goût legérement ſalé. Elles ſont plus legeres, abſtraction faite de leurs minéraux, que la meilleure eau commune. Elles contiennent un ſel neutre, plus doux & plus leger qu'aucun de ceux que prépare le feu de la chymie, dont les proportions ſont de ſoixante-trois grains par livre d'eau, de la terre abſorbante, un peu de ſélénite, & une legere portion de mars. Je n'entrerai dans aucuns détails chymiques ſur ces produits, ce travail ne pouvant trouver place ici, & devant faire la matiere d'un Traité particulier ſur ces eaux. Je me bornerai ſeulement à faire obſerver que ces principes, préparés par les mains de la nature, dans une eau legere, portés dans les plus petits tuyaux de la machine, en délayant les humeurs, & ſollicitant doucement les parties ſolides des viſceres, évacueront les matieres qui y ſont cantonnées, ou prodigieuſement ralenties, en rétabliront le reſſort & le ton, apporteront le calme, corrigeront le vice des digeſtions, & enfin rempliront la triple indication ſi ſçavamment détaillée, par M. Laugier, dans le Journal de Médecine, mois de Juillet 1759, pag. 50. Il a donc fallu *le génie le plus ſubtil, & l'éloquence la plus perſuaſive*, pour condamner ce remède, ſans le connoître, & convaincre le public d'une erreur auſſi impardonnable. Il n'a pas moins fallu la même ſubtilité & la même éloquence pour lui donner comme nouveau un ſyſtême qui n'eſt que renouvellé. Qui ignore que les Hoffmann, les Smith, les Hancock, Noguez, De Mairan, Mauwaring, Keill, Baynard, Prat, Floyer, Elliot, Harvey, Zecchi, Sennert, Browne, Cheyne, Sydenham, Pitcarn, Vander-Heyden, Geoffroi, Hecquet, & le R. P. Bernardo de Caſtrogiaanne, Capucin à Malthe, ont écrit de l'eau commune, bien long-tems avant l'auteur moderne, & ont reconnu qu'elle pouvoit être employée dans les affections vaporeuſes, ſans néanmoins proſcrire de leur traitement les eaux minérales & thermales? M. Smith après lui, MM. Allen & Browne conſeillent l'uſage de l'eau commune dans l'hypochondriacie, la folie, la mélancolie & les vapeurs (*a*).

Dans la *Diſſertation de M.* HOFFMAN, *ſur les Vertus de l'Eau commune*, on lit, pag. 3 : « Mon deſſein n'eſt pas de rappor» ter ici, pour confirmer ce que j'avance, » les effets ſalutaires des eaux minérales,

(*a*) Voyez le *Traité des Vertus médicinales de l'Eau commune*, pag. 66, 112, 128 & 129.

» tant chaudes que froides, & de prouver » leur efficacité dans la guérifon des infir- » mités qui attaquent le corps humain. »

Le même, pag. 39, en parlant des maladies chroniques, & de leurs caufes, s'exprime ainfi : « Tout le monde convient, & » l'expérience prouve très-clairement que » les eaux minérales, tant chaudes que froi- » des, font des merveilles dans la cure des » maladies chroniques. »

M. Smith, dans le Traité déja cité, page 8, dit : « On peut ajoûter à ce qu'on vient de » dire, une obfervation, fçavoir que, lorf- » que les meilleurs médecins ne peuvent » pas venir à bout de certaines maladies, » ils confeillent à leurs malades l'ufage de » quelqu'eau minérale. »

M. Noguez, dans fon *Explication phyfique des Effets de l'Eau*, dit auffi, pag. 441, Tome II, des vertus médicinales de l'eau commune : « Jufqu'ici je n'ai parlé que des » propriétés médicinales de l'eau pure & » fimple. Si nous jettons les yeux fur les » eaux thermales, combien d'efpeces n'en » trouverons-nous pas? Combien n'ont-elles » pas de vertus admirables? » Et, après avoir fait l'énumération des différentes eaux thermales & minérales, & des divers minéraux qui les conftituent telles, il ajoûte : » Ces eaux, comme on fçait, produifent

» des effets tout-à-fait merveilleux, & qui » semblent souvent tenir du miracle. »

MM. Hancock, Geoffroi & Hecquet font les mêmes éloges des eaux minérales; mais, comme les détails pourroient devenir trop longs, je renvoie le lecteur au Traité ci-dessus, pag. 192, 327, 328, 374 & 375.

Peut-on, après de semblables autorités & des faits si authentiques, donner enfin pour nouveau un système qui n'a pour lui que le prétendu racornissement, & une quatrieme édition? Peut-on, dis-je, d'après ces mêmes autorités, interdire les eaux thermales de la cure des affections vaporeuses, & les envisager, sans autre examen que la prévention, comme dangereuses, & agissant avec trop de fougue dans ces sortes de cas? Peut-on encore, sinon par les mêmes raisons, & par d'autres que le public devinera aisément, les regarder comme inefficaces dans les rhumatismes, les sciatiques, les obstructions du foie & des autres visceres du bas-ventre? Que l'auteur se dépouille de son système; qu'il abjure sa pathologie racornissante; qu'il apprenne à connoître la nature des eaux thermales, & leurs principes constitutifs; qu'il s'instruise des cures surprenantes qu'elles ont opérées dans les différens cas où il prétend leur donner l'exclusion, il ralentira son vol, ne méprisera plus le fils d'Apollon & de Coronis, lui présentera l'encens qu'on lui offroit à Epidaure, & deviendra alors ami de l'humanité. Si donc, moins asservi au prétendu racornissement si bien relevé & discuté par MM. Rostain, Paris, Marteau d'Amiens, Laugier, &c. il eût cherché ou voulu chercher les vraies causes de ces maladies, & que, pour se singulariser, il n'eût pas bâti une æthiologie & une thérapeutique aussi spécieuse qu'illusoire pour quelques-uns, il n'eût certainement pas prononcé aussi legérement ni aussi hardiment sur les effets des eaux thermales. N'est-il pas étonnant qu'il craigne leur activité dans le traitement des vapeurs, & qu'il prescrive avec beaucoup de sécurité, à la page 19 de son Traité, premier volume, quatrieme édition, diverses eaux minérales acidules, entr'autres, celles de Passy & de Calsabigi? Ces dernieres, suivant les Analyses de MM. Vénel, Bayen, Rouelle, Cadet & Monnet, sont regardées comme les seules eaux minérales vitrioliques martiales, singulieres, & véritablement uniques; elles sont, dis-je, regardées par ces grands maîtres, comme contenant un sel ou vitriol de mars, dont les proportions sont de vingt-cinq grains par livre d'eau, &, par conséquent, comme capables de fortement agacer les poitrines foibles, & les nerfs délicats. Plusieurs exemples prouvent que des eaux, bien moins abondantes en sels métalliques, &, par conséquent, moins énergiques, ont produit ces effets (*a*). C'est donc de la nature & des différens principes des eaux minérales & thermales, que doit dépendre leur choix pour le traitement des différentes maladies. C'est aussi autant de leur connoissance clinique que chymique, que doit dépendre la maniere de prononcer pour ou contre. Sur ces principes, j'ose assurer, d'après l'expérience la plus certaine, que les eaux thermales de Bourbonne, dirigées avec connoissance, parviendront, d'une maniere plus sûre & plus prompte, au but que se propose l'auteur, & que, sans recourir aux deux extrêmes, (l'eau chaude & l'eau à la glace,) elles triompheront du prétendu racornissement, & amolliront le parchemin desséché.

Pour monter notre machine à l'unisson, suivant le systême renouvellé, on ordonne, pour humectans & délayans, de la glace & du marrube blanc. Quel contraste ! Voilà, en effet, tracer une route nouvelle, & donner, sous le terme générique d'*humectans* & de *délayans*, des irritans, des agaçans,

(*a*) Voyez le Journal de Médecine, mois d'Avril 1769, pag. 330.

des toniques & des échauffans, (la glace, les eaux vitrioliques, le marrube blanc, &c.) Comment donc, par ces moyens, corriger le prétendu vice qu'on attaque, (le racorniſſement des nerfs, ou leur tenſion?) C'eſt-là ce qui s'appelle une contradiction; & c'eſt-là vouloir apprendre aux connoiſſeurs ce qu'ils n'auroient jamais pu imaginer ni concevoir; induire en erreur ceux qui ne peuvent démêler le faux d'avec le vrai, & entretenir la pareſſe de ceux qui, peu ſtudieux, & par un certain penchant, préferent leurs plaiſirs à leur état, & qui, pour en jouir, adoptent des idées plus agréables que juſtes.

Comment encore concilier la glace, les bains & les lavemens à la glace avec les obſtructions du foie, de la rate, du pancréas, de l'eſtomac & autres viſceres du bas-ventre? Cette méthode glaciale, en faiſant refouler le ſang de la circonférence au centre, & en répercutant l'humeur de l'inſenſible tranſpiration, augmentera les engorgemens, les embarras, les ſtaſes, &, par conſéquent, les accidens.

Que l'on ouvre les auteurs qui ont écrit des eaux thermales : que l'on conſulte les plus célébres médecins : que l'on en appelle à l'expérience même, tout parlera en leur faveur, dans ces circonſtances, & les juſtifiera de l'injuſte reproche qu'on leur fait. MM. Hubert Jacob, chirurgien, & Thibault, médecin, qui ont écrit de celles de Bourbonne, l'un, en 1600, & l'autre, en 1658, ont dès-lors reconnu leur efficacité dans les maladies convulsives. M. Jacob, en parlant des maladies auxquelles ces eaux conviennent, dit : « Les autres maladies, comme vertige, léthargie, endormissement, mélancolie, débilité de mémoire, y trouvent notable soulagement, moyennant que le tout soit conduit par l'expert médecin.

» La paralysie, maladie si grande, & de si difficile cure, y est guérie, si on prend résolution d'y demeurer long-tems.

» Les convulsions des bras, des jambes, du col, des épaules, les nerfs endurcis & retirés s'y fortifient, & reçoivent la guérison.

» Les tremblemens de membres, & autres affections du cerveau, y sont guéris. »

M. Thibault, chap. xj, page 36, en parlant des maladies auxquelles les eaux de Bourbonne profitent en particulier, dit aussi : « Les tremblemens & débilité de membres, provenant d'une obstruction de nerfs, & non d'un âge décrépit, les paralysies, les convulsions, tant la générale, qui occupe tout le corps, que la spéciale de quelque partie, comme celle du visage, du nez, de l'œil, des lévres,

» reçoivent, par la boiffon de ces eaux, & » par les bains, un très-notable allégement, » moyennant que le tout foit conduit par » l'avis & les confeils d'un expert médecin. »

Depuis eux, combien de cures admirables & furprenantes n'ont-elles pas opérées? Mais, hélas! les faits les mieux connus, les guérifons les mieux avérées ne feront jamais qu'une trop legere impreffion fur les efprits, ou trop prévenus, ou trop peu inftruits de la nature de ces eaux. Conduits par des vues particulieres & perfonnelles, ils ne craindront pas, pour en écarter leurs malades, de les leur faire envifager, ou comme dangereufes, ou comme meurtrieres.

Hoffmann, dans fa *Differtation fur les Eaux du bas Selter*, & dans celle fur les *Eaux & le Sel de Sedlitz*, fe plaint de ce que le faux préjugé, l'orgueil, l'ignorance & l'envie font fi grands chez quelques médecins, qu'ils ne difcontinuent pas de décrier ces eaux, jufques-là qu'un médecin affez connu avoit ofé avancer en bonne compagnie, que ces eaux contenoient de l'arfenic, & que c'étoit de ce poifon qu'elles tiroient leur qualité purgative. Cette imputation odieufe eft fi bien réfutée par ce grand maître, que je crois devoir rapporter ici ce qu'il dit à ce fujet, afin de *convaincre les mécréans, & d'ouvrir les yeux aux aveugles volontaires.*

1° « La terre même ne produit de l'arsenic nulle part ; mais c'est une chose connue que ce poison est une production de l'art, & qu'on le tire du cobalt ; ou de la mine de cuivre, par la violence du feu, à mesure qu'on fait le bleu.

2° « C'est encore une chose qu'on sçait, que les eaux, qui se trouvent dans les endroits d'où le cobalt sort, ne sont ni vénéneuses ni purgatives ; &, par conséquent, quand même nos eaux couleroient par une semblable mine, elles n'en seroient point, pour cela, empoisonnées, & n'en tireroient point leur vertu purgative.

3° « On ne trouve pas même dans les environs de Toplitz, ni dans le voisinage de notre source amere, la moindre apparence de cobalt.

4° « L'arsenic étant le plus fort de tous les poisons, & le plus mortel, il suffiroit que nos eaux en eussent la plus legere teinture, pour que l'usage en fût suivi de la mort. Mais, supposé qu'on ne sçût pas en faire l'analyse, pour sçavoir ce qu'elles contiennent, & de quoi elles sont capables, l'expérience journaliere ne prouve-t-elle pas qu'elles ne sont pas mal-faisantes, mais qu'au contraire, elles produisent des effets salutaires.

5° « Je voudrois donc bien sçavoir comment & sur quel fondement on voudroit

» prouver *à priori*, par des expériences » faites ſur nos eaux, qu'elles contiennent » de l'arſenic, ou ſeulement une ſubſtance » qui en approche; car je ſuis pleinement » perſuadé que la choſe n'eſt pas poſſible. » Si l'on prétendoit trouver cette preuve » dans leur vertu purgative même, il fau- » droit dire auſſi, par la même raiſon, que » les eaux de Carlsbad, le ſel d'Epſom, la » magnéſie, contiennent auſſi de l'arſenic; » ce qui cependant eſt abſurde. »

En imitant un ſi beau modèle, ne pourrois-je pas dire que je voudrois bien ſçavoir comment & ſur quel fondement on exclut du traitement des affections vaporeuſes toutes les eaux thermales? En éludant le motif, on ſe contentera, ſans doute, de répondre qu'elles ſont dangereuſes, & agiſſent avec trop de fougue. Ne ſerai-je pas en droit de demander que l'on me prouve *à priori* le pourquoi & le comment? En attendant cette preuve, je vais oppoſer des faits contraires à ceux préſentés par l'auteur, que je ſoumets volontiers à ſa critique, & qui peut-être le feront ceſſer de parler auſſi déſavantageuſement des eaux thermales.

Iere OBSERVATION. Mademoiſelle de la Salle de Sarre-Louis, âgée de dix-huit à dix-neuf ans, d'un tempérament fort, vif & ſanguin, point réglée, étoit ſujette, depuis un an, à des attaques de ſuffocations hyſtériques, accompagnées de mouvemens convulsifs & spasmodiques dans presque toutes les parties du corps. Les paroxysmes, qui étoient assez fréquens, s'annonçoient, ou par un étranglement à la gorge, ou par un ou deux cris perçans, qui étoient aussi-tôt suivis de spasmes dans les bras, les jambes, les cuisses, & ensuite de convulsions dans les mêmes parties. Un plus long & plus violent qu'à l'ordinaire se termina par une paralysie de toutes les extrémités inférieures. Le ventre, qui étoit paresseux, le devint un peu davantage par cet accident. Ce fut dans cet état, & après avoir usé d'eau ferrée avec les cloux rouillés, de lait, de petit-lait, de bouillon de mou de veau, & de beaucoup de lavemens, qu'elle fut envoyée aux eaux thermales de Bourbonne, dans le mois de Juin 1753. Trois mois de leur usage en boisson, bains & douches, pendant lesquels elle essuya une dixaine de paroxysmes avec les mêmes symptomes que ci-dessus, lui rendirent une parfaite santé dont elle jouit jusqu'au mois de Février 1766, qu'elle périt à la suite d'une couche.

II. OBS. Mademoiselle de Serriere de Sarre-Louis, âgée de dix-sept ans, d'un tempérament sanguin, vive & robuste, eut, dans le courant de Novembre 1764, à la suite d'une longue syncope, après une saignée au bras, un accès de vapeur si considérable,

dérable, qu'il fut suivi, à l'instant, d'une paralysie complette depuis la ceinture jusqu'en bas. Les remèdes, usités en pareils cas, ayant été sans effets, on l'envoya aux eaux de Bourbonne, le 23 Janvier suivant: elle logea chez moi.

Elle n'eut, depuis son premier accident jusqu'à ce jour, aucun accès vaporeux.

Sa paralysie étoit à un si haut degré, qu'elle étoit insensible à une épingle enfoncée profondément dans ses jambes & ses cuisses.

Deux jours après son arrivée, elle fut mise à l'usage des eaux en boisson: le troisieme qu'elle en but, elle eut, sur le soir, un serrement à la gorge, qui fut aussi-tôt suivi de perte de connoissance, accompagnée, tantôt de hoquets très-violens tantôt de cris aigus & perçans, enfin de mouvemens convulsifs si terribles, que quatre hommes eurent peine à la contenir sur son lit: cet accident dura quinze jours.

Depuis ce jour, qui étoit le 28 Janvier, les mêmes symptomes reparurent, tous les deux ou trois jours, avec la même violence, la malade éprouvant de plus, dans les muscles de la respiration & du bas-ventre, quelquefois les plus rudes secousses. Dans ces instans, le diaphragme s'élevoit & s'abbaissoit avec une telle vîtesse, que la poitrine imitoit très-bien alors le mouvement d'une vague fortement agitée par la tempête. Une autre fois, elle ouvroit de grands yeux, fixoit quelqu'un, & tout-à-coup se précipitoit dessus, comme pour le dévorer. Si, en cherchant à l'éviter, quelques-uns de ses vêtemens lui tomboient sous la main, elle ne les quittoit pas qu'elle n'eût emporté la piéce. Cette triste & cruelle situation duroit des dix-huit, vingt heures, pendant lesquelles elle avoit quelques courts momens de rémission, & revint à-peu-près dans le même ordre, jusqu'au 12 de Mars.

Depuis cette époque jusqu'au 15 Avril, les accidens s'éloignerent, furent moins longs, & ne revinrent que tous les cinq, six ou huit jours. Leurs commencemens étoient alors en tout semblables aux autres; mais, une heure ou deux après, les mouvemens convulsifs cessoient comme par enchantement, & étoient suivis de rêves dans lesquels elle racontoit toutes ses affaires particulieres & domestiques, & tout ce qu'elle avoit vu ou entendu, les jours précédens. Malgré ces orages qui auroient pu en imposer à un médecin peu au fait des eaux thermales, & qui, en les faisant cesser, n'eût certainement pas manqué de leur donner la brillante épithète de *fougueuses;* elles furent néanmoins continuées, dans les tems de rémission, tantôt en boisson, tantôt en bains ou en douches, jusques sur la fin de Mai, qui fut le moment de sa guérison comme de sa santé.

III. OBS. Madame..... L. C. D. âgée de trente-six à trente-sept ans, d'un tempérament bilieux, sanguin, vive, d'une constitution assez délicate, fut envoyée à Bourbonne, en 1763, pour une hémiplégie vaporeuse, bien complette, à laquelle se joignoit une obstruction douloureuse au foie. Une certaine répugnance, qu'on lui avoit inspirée pour la boisson des eaux, lui permit à peine d'en boire un ou deux petits gobelets par jour, pendant les huit ou neuf premiers jours de leur usage; ensorte que, dans l'espace d'un mois qu'elle y resta, le tems fut employé particuliérement en bains, douches & frictions qui, à la vérité, rappellerent, à un peu de foiblesse près, le bras, la jambe & la cuisse paralysés. Ce succès, aussi prompt qu'inattendu, détermina la malade à s'en retourner, bien contente de son voyage. L'hiver suivant, quelques-uns des accidens, qui avoient donné naissance à l'hémiplégie dont la cause n'avoit été qu'effleurée par la boisson, reparurent, & porterent de nouveau sur le côté malade. Ils l'affoiblirent assez pour qu'elle pût à peine s'en servir. Elle revint à nos eaux, l'été suivant, & en fit usage, selon la méthode ordinaire, en boisson, bains, douches, pendant près de six semaines; ce qui les fit triompher de la maladie & de sa cause. La confiance, que cette dame prit en ce remède, lui a mérité sa reconnoissance par deux voyages qu'elle y a encore faits depuis.

IV. Obs. Mademoiselle Denay de Vicq, en Lorraine, âgée de dix-huit ans, d'un tempérament sanguin, d'un caractere gai, naturellement vive, d'une constitution robuste, se trouvant dans le même cas que mademoiselle de la Salle citée à la premiere observation, fut envoyée à Bourbonne, au mois de Juillet 1761, où, en deux mois, elle guérit, comme elle par le même traitement. Elle s'est mariée depuis, & se porte bien.

V. Obs. Mademoiselle de Horne de Verdun, âgée de trente-deux ans, d'un tempérament sec & bilieux, mélancolique, & mal réglée, étoit devenue paralytique de toutes les extrémités inférieures, depuis trois ans, à la suite de plusieurs accès de vapeurs. Sa situation étoit telle qu'elle ne pouvoit aller d'un endroit à un autre, qu'on ne l'y portât comme un enfant. Dans cet état, elle fut envoyée aux eaux de Bourbonne, le 10 Juin 1763, plus pour lui persuader qu'on ne vouloit rien négliger pour lui procurer des secours, que dans l'espérance d'une guérison. Elle trompa tous ceux qui s'intéressoient à elle. Quatre mois d'usage des eaux en boisson, bains & douches, pendant lesquels elle eut plusieurs accidens précédés & ſuivis de mouvemens ſpaſmodiques & convulſifs, & où elle perdoit tout-à-coup la connoiſſance auſſi ſubitement que dans l'apoplexie, la guérirent très-bien, & la mirent en état d'aller à pied, à l'extrémité de Bourbonne, rejoindre ſa voiture. Un ſecond voyage, qu'elle y fit, l'année ſuivante, la mit à l'abri de tous ces accidens hyſtériques.

VI. OBS. Mademoiſelle Robinet de Verdun, âgée de vingt-huit ans, d'un tempérament ſec & ſanguin, vive, d'une humeur gaie, vint aux eaux de Bourbonne, dans les commencemens de Juin 1764, pour une hémiplégie legere, à la ſuite d'une affection hyſtérique, & une obſtruction au foie. Pendant trois mois qu'elle fit uſage de ces eaux en boiſſon, bains & douches, elle eut quinze à ſeize paroxyſmes qui s'annoncerent par des mouvemens ſpaſmodiques & convulſifs dans les jambes, les cuiſſes, les bras, & ſur-tout du côté malade. La fin du ſixieme ſe termina par la perte ſubite des jambes qui ne ſe rétablirent qu'au bout de trois ſemaines. Elle s'en retourna, à la fin de Septembre, en bon état, & revint, l'année ſuivante, à cauſe d'un peu de foibleſſe qu'elle reſſentoit encore à la jambe, & de ſon obſtruction, qui céderent à cette ſaiſon.

VII. OBS. Madame..... âgée de quarante ans, d'un tempérament phlegmatique, parfois mélancolique, vint aux eaux de Bourbonne, dans le mois de Juillet 1764, pour une hémiplégie précédée de mouvemens ſpaſmodiques : elle ſe plaignoit auſſi d'étourdiſſemens, de foibleſſe d'eſtomac, & d'une douleur aiguë vers l'occipital. Environ ſoixante jours d'uſage des eaux, pendant les années 1764 & 1765, en bains, douches, & particuliérement en boiſſon, l'ont délivrée de ces accidens.

VIII. Obs. Mademoiſelle Terraſſe de Bourbonne, d'un tempérament ſanguin, d'une conſtitution forte & robuſte, fut attaquée, au commencement de l'année 1754, à la ſuite d'un grand chagrin, d'un hoquet qui, en imitant un abboyement, ſe faiſoit entendre au loin.

Pendant ſix mois qu'elle en fut tourmentée preſque journellement, à différentes heures, elle éprouvoit, tantôt des ſuffocations, tantôt des convulſions : d'autres fois, elle chantoit, pleuroit, rioit ou déraiſonnoit. Toute cette ſcène ſe termina enfin, à la ſuite d'un accès très-violent, par une hémiplégie complette, qui, après ſix mois d'uſage des eaux en boiſſons, bains, douches, pendant leſquels elle eut pluſieurs fois le hoquet & des convulſions, céda avec les autres accidens : elle s'eſt toujours bien portée depuis.

IX. Obs. La fille Thomas de Bourbonne, mariée aujourd'hui au nommé *Roux*, invalide, âgée de vingt-six ans, d'un tempérament bilieux, mélancolique, ayant la poitrine délicate, fut attaquée, en 1757, d'un serrement à la gorge, avec perte de connoissance pendant une demi-heure, qui fut suivi d'hémiplégie. Elle prit quelques bains de nos eaux thermales, qui guérirent la jambe : quelque tems après, le bras se trouva mieux. Différens accès semblables au premier, que son indocilité pour les eaux & pour le régime lui fit essuyer, pendant le cours de six ans, porterent de nouveau sur le bras seulement, & la rendoient paralytique pour huit, quinze jours, un mois, six semaines, plus ou moins. Fatiguée de ces alternatives toujours alarmantes, elle se détermina à faire un usage régulier & soutenu des eaux qui, dans quatre mois, lui donnerent une santé constante. Elle est accouchée, il n'y a pas long-tems, de son troisieme enfant.

X. Obs. Mademoiselle Prémiral de Metz, âgée de vingt-six ans, après avoir essuyé des maux de tête & d'estomac violens, perdit plusieurs fois la connoissance, éprouva des mouvemens convulsifs, qui se passoient & revenoient, à des intervalles de quelques jours : il s'y joignoit des étouffemens & des suffocations spasmodiques, qui faisoient craindre pour elle. A ces accidens succéda la paralysie la plus complette des parties inférieures, qu'éluda, pendant six mois, l'action des topiques, bains domestiques, frictions, &c.

Le retour des accidens menaçoit d'une apoplexie foudroyante ; & il fut résolu, en 1745, au mois de Janvier, qu'elle viendroit à Bourbonne où elle arriva avec un chirurgien qui la saigna du pied en chemin ; ce qui se pratiquoit, tous les huit ou quinze jours. Elle y passa le reste de l'hiver qui fut rude, s'y baigna seulement. Au bout de deux mois, elle recouvra l'usage de ses jambes : ce succès la fit rester, tout l'été. Elle éprouva encore des symptomes hystériques, violens, mais non si fréquens, qui la firent revenir en 1746 & 1747, date de la santé permanente, dont elle jouit.

Elle n'a point reçu de douches, point usé des eaux en boisson : sa répugnance, qui étoit invincible, a, sans doute, retardé sa guérison.

XI. Obs. Mademoiselle Lange de Besançon, âgée de vingt-deux ans, essuyoit, depuis cinq à six ans, des coliques intestinales, stomachales, hémorrhoïdales, trois ou quatre fois par an ; les régles étoient dérangées : il s'y joignoit des foiblesses incomplettes, qui la fatiguoient à l'excès par leur longue durée. Les inquiétudes, la mélancolie, la pareſſe exceſſive de la malade, qui par elle-même eſt gaie, vive ; une tenſion ſpaſmodique abdominale, qui précédoit & accompagnoit ces accidens qui duroient huit à quinze jours, & ſe terminoient par des téneſmes & des hémorrhoïdes internes, de deux à trois jours, qui la déſoloient, & lui faiſoient oublier ſes autres maux. M. ſon pere, profeſſeur en médecine, eut autant à ſouffrir par ſa tendreſſe que par l'inutilité de ſes conſeils ; les bains domeſtiques froids, chauds ; rien ne fut omis. Elle employa en vain les eaux de Luxeuil, tant intérieurement qu'extérieurement, pendant les années 1764 & 1756. Deux ſaiſons, pendant leſquelles elle ſe tint à la boiſſon ſeule de celles de Bourbonne, en 1766, lui rendirent toute ſa ſanté.

XII. OBS. Françoiſe Garnier de Bourbonne, âgée de trente-un ans, d'un tempérament ſanguin, d'une conſtitution forte & robuſte, fut attaquée, le 23 Août 1760, d'une douleur de tête qui ſe faiſoit ſentir particuliérement vers l'occipital, en s'étendant le long de la partie poſtérieure du col, accompagnée de fiévre aſſez forte. Une ſaignée du bras & une du pied, ſuivies d'un cathartico-émétique, & d'un leger minoratif, apporterent beaucoup de diminution à cette douleur, & éteignirent la fiévre. Malgré le régime le mieux obſervé, ce calme apparent ne ſe ſoutint que cinq ou ſix jours. Alors la douleur revint avec la même force : il s'y joignit de plus des mouvemens ſpaſmodiques & convulſifs dans les bras, les jambes, les cuiſſes, les muſcles de la face, ceux de la mâchoire, &c. Ces nouveaux accidens, qui furent combattus, pendant deux mois, avec les délayans, les humectans, les pédiluves, ne laiſſerent pas que de ſe reproduire une quinzaine de fois dans cet eſpace de tems, & de ſe terminer par une hémiplégie bien complette.

L'inutilité de ces moyens me détermina à lui conſeiller nos eaux, & à lui en faire faire uſage en boiſſon, bains & douches. Dans les premieres ſix ſemaines qu'elle en uſa, les mêmes ſymptomes reparurent encore ſix fois; mais enfin ils ceſſerent. La jambe commença à prendre du mouvement, & ſe rétablit en entier, ſix autres ſemaines après.

Indépendamment de ces ſuccès, le bras reſta encore paralytique pendant onze mois. Impatiente & fatiguée de ce que cette partie, qui lui étoit très-néçeſſaire à cauſe de ſon état, ne revenoit pas, elle réſolut d'aller trouver un empyrique du voiſinage, qui avoit la réputation de guérir toutes les paralyſies : elle y alla, en effet. Dès le lendemain de ſon arrivée, on lui prépara des fumigations avec différentes herbes & bois aromatiques, ſur leſquels le bras malade étoit expoſé & frictionné, pendant une heure, avec des ſommités de genévrier vertes & épineuſes, & enſuite enveloppé d'une flanelle bien chaude.

Un mois entier, qui fut employé à cette méthode, diamétralement oppoſée à celle renouvellée par l'auteur du *Traité des Affections vaporeuſes*, & pendant lequel elle fut purgée trois fois avec des draſtiques, lui rendit le bras dont elle s'eſt toujours bien ſervie depuis.

XIII. OBS. Françoiſe le Gros de Bourbonne, âgée de vingt-ſept à vingt-huit ans, hémiplégique à la ſuite de hoquets, de ſuffocations, de foibleſſes, de ſpaſmes, (à un peu de ſenſibilité près, dans le cas de chagrin,) a été guérie par l'uſage ordinaire des eaux de Bourbonne.

XIV. OBS. M. Sigault de Dijon étoit atteint de douleurs lombaires & ſciatiques, ſi opiniâtres & ſi violentes, que, depuis trois ans, quoique jeune & vigoureux, il falloit qu'il fût toujours au lit. Les articulations ſupérieures des fémurs étoient embarraſſées & indociles : les vertebres des lombes avoient une fauſſe direction qui, pour peu qu'elle eût augmenté, auroit amené la paralyſie des extrémités inférieures.

Homme d'eſprit, & ne ſçachant rien négliger pour ſortir de ſon état, où il étoit en proie aux douleurs les plus atroces, douleurs qui lui donnoient des entraves que tous les moyens imaginables ne purent rompre, il vint à nos eaux, en 1763.

Cette maladie devint l'opprobre de la médecine délayante ou ordinaire. (Enfin, dans ce cas comme dans tant d'autres, vit-on jamais oublier les délayans, sous quelque forme que ce soit, soit intérieurement, soit extérieurement?) Elle céda à un usage de deux mois & demi de boisson fort modérée, & de pratiques extérieures. M. Sigault noya ses douleurs dans nos eaux, redevint droit, & marcha bien.

Il y revint, l'année suivante, en bonne santé, capable de faire des voyages à pied, de chasser & de danser, & depuis il ne connoît pas même le local de ses maux.

XV. Obs. Je ne puis omettre un exemple de guérison semblable à celui-ci, & d'autant moins que le malade avoit été traité très-scrupuleusement selon la méthode relative au racornissement, & sous les yeux de son auteur.

Il y avoit long-tems que M. Le Seneschal, de Paris, receveur des domaines & bois, avoit mal aux reins & aux cuisses. Il remarquoit que, depuis quatorze ou quinze ans, il ne pouvoit se tenir aisément debout, ou marcher comme les jeunes gens de son âge : tout étoit cependant supportable; & lui ſeul connoiſſoit ſa ſituation.

Deux ans avant ſon arrivée ici, en 1768, les douleurs augmenterent aſſez rapidement pour devenir, de tems en tems, inſupportables : leur progreſſion, ne lui laiſſant, dans la ſuite, preſque plus de relâche, l'empêcha de marcher aiſément. Les reins s'engagerent alors à un ſi haut point, & les douleurs ſciatiques devinrent ſi fortes, que la colomne vertébrale ſortit de ſa direction : le ſommeil & la faculté de marcher ceſſerent. On conſulta de tout côté; & il n'y eut pas de tentatives qu'on ne fît. Le triomphe fut réſervé, (tout bien examiné & jugé inutile,) à la méthode nouvelle, à la ſeule, l'unique, la miraculeuſe, qui fut employée en vain comme le reſte.

M. Le Seneſchal prit, pendant trois mois conſécutifs, les bains, chacun de deux heures, ſelon les nouveaux principes, qui d'ailleurs étoient la bouſſole du régime.

La maladie perſiſta : on conſulta de nouveau; on craignit beaucoup pour une diſlocation des vertebres, ou une ankyloſe du fémur. Après une mûre délibération, il fut décidé qu'on enverroit à Bourbonne M. Le Seneſchal. Il donna aux eaux près de deux mois, pendant leſquels il les but, les employa en bains & en douches : ces bains étoient au même degré de chaleur que ceux qu'il avoit pris à Paris. Il en partit, pouvant marcher, dormir, & ſans ces craintes qu'il y avoit apportées, dont les fondemens s'écroulerent, & laiſſerent place aux plus grandes eſpérances d'une guériſon complette & radicale.

Elles étoient telles, qu'ayant éprouvé, pendant l'hiver, quelques difficultés de marcher, quelques inſomnies, il revint aux eaux, en 1769, y reſta ſix ſemaines, ne fit que les boire, & eſt actuellement infiniment mieux.

Par une Lettre que ce M. vient d'écrire à M. notre ſubdélégué, & dont je joins ici copie, il fait une peinture de ſon état qui pourroit autoriſer un enthouſiaſte à s'écrier: *Quelle métamorphoſe!*

» A Paris, ce 27 Mars 1770. »

» Je vais ſatisfaire avec plaiſir, Monſieur, » au détail que vous me demandez au ſujet » de mon rhumatiſme. Il a commencé, en » 1766, dans l'été; & je ſouffrois alors, de » tems en tems; mais la chaleur de la ſai- » ſon, ſans doute, diſſipoit l'humeur au » point de me laiſſer beaucoup de relâche. » Au mois d'Octobre de la même année, » le mal ſe fit ſentir beaucoup plus violem- » ment, & augmenta de telle façon, que » je fus, à la fin du mois, au point où vous » m'avez vu, à mon premier voyage de » Bourbonne. Je quittai la campagne où » j'étois, & je vins à Paris conſulter mon

» médecin qui m'ordonna de prendre des » bains & des douches à Paris ; ce que je » fis, pendant vingt jours, sans ressentir » de soulagement. Il me purgea ensuite de » tems en tems, & me dit qu'il falloit pa- » tienter jusqu'au printems, pour prendre » les eaux de Bourbonne. Je fus tout l'hiver » à vivre de régime, & à prendre, tous les » matins, du lait coupé avec de la sarce- » pareille ; ce qui me faisoit beaucoup suer. » Je vous passe beaucoup de topiques de » bonne-femme, de graisse de pendu, re- » mèdes dont je crois qu'il est aussi inutile » de parler, que de s'en servir. Enfin, au » mois de Mai 1767, je sentis quelques sou- » lagemens que j'attribuois aux remèdes, » & que je devois bien plutôt à la tempéra- » ture de l'air. Alors je cessai les remèdes, » & j'espérai que l'été acheveroit ma gué- » rison. Je ne voulus point entendre parler » de Bourbonne, d'autant que j'avois un » voyage indispensable à faire dans ma gé- » néralité. Je le fis ; & le mal recommença, » aux mois d'Octobre & de Novembre, » à peu-près comme l'année précédente. » De retour à Paris, ayant beaucoup en- » tendu parler des guérisons des maladies » des nerfs, que faisoit M. Pomme, je fus » le consulter. Il me fit grand plaisir, en » me disant qu'il étoit bien éloigné de me » conseiller les eaux ; que, si j'y avois été,

» mon mal auroit été incurable. Il me con-
» ſeilla de me mettre au lait pour toute nour-
» riture, & de prendre, tous les jours, des
» bains domeſtiques, pendant deux heures.
» Je fus obligé de quitter le lait, au bout
» d'un mois, parce qu'il m'incommodoit
» trop ; mais je continuai toujours les bains
» pendant trois mois, c'eſt-à-dire juſqu'au
» mois de Mars 1768. Alors, ne trou-
» vant aucun ſoulagement, je renvoyai
» M. Pomme ; & je revins à mon médecin
» ordinaire, & à M. Morand, très-fameux
» chirurgien, qui tous deux, après m'avoir
» bien examiné, me conſeillerent les eaux
» de Bourbonne, &, en attendant la ſaiſon,
» me firent prendre différens remèdes &
» frictions ſéches, qui n'opérerent rien du
» tout. Enfin je fus aux eaux, au mois de
» Juin 1768 : j'en pris, deux ſaiſons, qui me
» ſoulagerent un peu. Je les ai repriſes, en
» 1769 ; & je m'en ſuis trouvé infiniment
» mieux. Je dors actuellement environ ſix
» heures ; & je n'en dormois tout au plus
» que trois. Je puis marcher pendant au
» moins une heure ; & vous ſçavez que je
» ne pouvois que me traîner. Mon corps
» eſt revenu dans ſon état naturel ; & tout
» le mal que je reſſens préſentement, eſt,
» lorſque je me réveille, & que j'ai marché
» un peu de tems, des cuiſſons très-violentes
» dans la plante des pieds ; ce qui ſe paſſe,
» un

» un quart d'heure après que je ſuis levé ou » repoſé. Voilà, Monſieur, au juſte mon » état paſſé & préſent : je ſouhaite que ce » récit détermine la perſonne à laquelle » vous vous intéreſſez, à prendre confiance » au ſeul & unique remède auquel je dois » ma guériſon. »

» J'ai l'honneur d'être, &c.

Signé LE SENESCHAL.

XVI. OBS. Madame de Chelincourt, religieuſe de la Préſentation à Metz, âgée de quarante-un ans, eſſuya, pendant près de deux ans, différens accès de vapeurs, avec perte de connoiſſance, ſpaſmes univerſels, qui affectoient particuliérement les muſcles intercoſtaux, & le diaphragme, de façon à mettre les poumons & le cœur ſous le joug le plus violent. La compreſſion de ces organes étoit ſi forte, qu'il s'enſuivoit des crachemens de ſang terribles. Ces hémoptyſies étoient ſi abondantes, qu'elles paroiſſoient plus redoutables que les aſphyxies. On oppoſoit conſtamment, & avec ſuccès, aux premieres, des ſaignées très-fréquentes, & ſi bien placées, que chaque fois qu'elles étoient employées, une eſpece de réſurrection prenoit la place d'une mort imminente. Pendant le cours de ces deux années, elle fut ſaignée deux cens fois : il se joignoit même à ces hémoptysies des hémorrhagies utérines ou vaginales.

Enfin l'hémiplégie succéda à ces accidens; fut rebelle à tous les moyens employés, délayans & autres; & on crut indispensable de l'envoyer à Bourbonne, pour le recouvrement de ses membres paralysés, & même des mouvemens de la langue qui ne faisoit que balbutier, ou tout au plus grassayer. Elle y arriva, en 1753. Malgré la contre-indication apparente du retour des hémoptysies & des hémorrhagies à craindre, elle y fit usage, pendant tout l'été, tant intérieurement qu'extérieurement, des eaux qui furent ménagées par la malade & le médecin avec une circonspection mêlée de terreur relative à la crainte du retour des irruptions sanguines.

Il reparut, sous l'usage même des eaux, des symptomes vaporeux, que l'on combattoit autant par la suspension de cet usage, que par des saignées, préservatives de nouvelles hémorrhagies, que l'on pratiquoit, soit au bras, soit au pied, si heureusement, que, pendant cet été, & dans la suite, il n'en fut plus question; ce qui ne contribua pas peu à rassurer la malade & le médecin sur l'emploi des eaux qui mirent fin à l'hémiplégie pour quelque tems.

Elle passa l'hiver à Metz, pendant lequel elle éprouva encore de nouveaux accidens non compliqués, mais simplement vaporeux. Elle revint, en 1754, pour mettre le sceau à sa guérison. Elle parut complette, à ce second voyage, ne lui restant aucun vestige d'hémiplegie.

Deux ans s'écoulerent avec sécurité, quelques atteintes vaporeuses & passageres à part, qui se terminerent tout-à-coup par le retour de la paralysie d'une jambe, qui résista aux eaux l'espace de neuf ans & demi, pendant lesquels on vit renaître plus d'une fois les asphyxies menaçantes même pour ses jours.

Tous ces orages, contre lesquels les ressources médicinales paroissoient échouer, ne découragerent & n'impatienterent personne. Etayé par le passé, on envisageoit toujours un avenir heureux. Ces espérances ne furent point trompeuses; & le moment desiré arriva. Rentrant chez elle, (fatiguée par les efforts d'un très-petit voyage,) avec ses béquilles, & à l'aide de deux personnes, d'un étrier qui, à la faveur du bon bras, soulevoit la jambe malade, elle eut, après un quart d'heure de repos dans son lit où des domestiques la mettoient comme ils l'en sortoient, un besoin pressant, qui, par un mouvement machinal, l'excita à le quitter; ce qu'elle exécuta si bien & si promptement, que, sans se connoître, ni la révolution subite de son état, elle passa dans l'appartement voisin, sans béquilles & sans aides, en appellant d'une voix coutumiere, & plus forte qu'à l'ordinaire, des domestiques qui surpris lui observerent avec répétition, qu'elle marchoit bien, qu'elle n'avoit pas besoin d'eux. Elle continua néanmoins les eaux encore pendant deux mois, & s'en retourna si bien guérie, que, depuis ce tems, elle a toujours joui d'une bonne santé.

Si les eaux thermales, que l'on regarde comme redoutables, à raison de leur fougue, devoient mériter l'exclusion dans le traitement des affections vaporeuses, c'étoit certainement dans le cas que présente la malade qui fait le sujet de cette observation. Il semble, sur l'idée qu'on en donne, qu'elles doivent augmenter l'orgasme des liqueurs, le spasme des solides, & conséquemment les accidens; mais les effets contraires, qu'elles ont produits, la guérison constante de la malade, doivent bannir & faire cesser toute crainte, imposer silence, & arrêter le faux préjugé.

XVII. OBS. Quoique cette observation ne paroisse pas être du genre des maladies vaporeuses, on ne pourroit pas nier qu'elle ne le fût dans son origine. Si les vapeurs sont plus particuliérement la maladie du beau sexe, & se présentent avec des caracteres distinctifs, tout le monde sçait que les hommes y ſont quelquefois ſujets. Quoiqu'on ne puiſſe point les déſigner, chez eux, ſous le titre d'*hyſtériques*, il ne s'enſuit pas de-là qu'ils ne ſoient ſuſceptibles du déſordre des nerfs & de l'ataxie des eſprits: ceci eſt connu des gens de l'art, & même de ceux qui ne le ſont pas.

M. Caziot, doyen & profeſſeur en droit en l'univerſité de Reims, arriva, l'an paſſé, à nos eaux, paralytique des quatre extrémités dont il conſervoit néanmoins quelques uſages ſi imparfaits, qu'à table, il étoit néceſſaire de lui couper ſes morceaux; qu'il falloit qu'on l'habillât & deshabillât: il ne pouvoit écrire, ne pouvoit marcher, qu'il ne chancelât, & ne courût les riſques de tomber par terre; ce qui lui arrivoit de tems en tems, tant ſa foibleſſe étoit grande! Une difficulté d'avaler, une conſtipation opiniâtre, une incontinence d'urine étoient compagnes de la paralyſie; & les facultés de l'ame répondoient, en quelque ſorte, à celles du corps; ce qui l'inquiétoit plus que ſa paralyſie.

Il étoit tombé dans cet état, depuis environ deux ans, par gradation, & à la ſuite d'une apoplexie qui lui ſurvint, pendant l'hiver de 1768, qui fut accompagnée de convulſions. Il a les nerfs irritables, & d'autant plus ſuſceptibles de ſpaſme & de délicateſſe, qu'il s'eſt livré, dans tous les tems, aux occupations du cabinet, les plus férieufes ; fans cette modération qu'elles exigent fouvent, mais avec tout ce feu que donne la vivacité du génie, & cette rapidité d'exécution qui ne détend que trop les nerfs, après les avoir prodigieufement tendus.

Après plufieurs confultations, celle même de l'auteur des *Affections vaporeufes*, tout fut tenté pour empêcher le progrès du mal : les évacuans, les délayans de toutes efpeces, & fous toutes les formes, devinrent inutiles.

A la fuite d'un ufage de deux mois & demi des eaux de Bourbonne, tant intérieur qu'extérieur, il eft retourné à Reims, auffi malade qu'à fon arrivée ; mais, par une Lettre de fon époufe, du 22 Avril 1770, écrite à M. Juvet, fon médecin, j'apprends que M. Caziot eft abfolument, parfaitement & radicalement guéri. Voici les expreffions de Madame.

» Je crois, Monfieur, vous devoir un » compte exact de la façon dont M. Caziot » a paffé l'hiver. Il a toujours été en empi» rant au point que je croyois être, chaque » jour, à la veille de le perdre. L'inconti» nence d'urine l'a prodigieufement incom» modé. Il n'étoit plus queftion de racqué» rir des jambes : le facrifice en étoit fait. » Mais, au grand étonnement de tout le » monde, au mien en particulier, & fûre» ment au vôtre auffi, qui ne m'avez jamais

» promis de rétabliſſement, M. Caziot eſt » abſolument, parfaitement & radiçalement » guéri. Le mieux a commencé, le 6 Février, » & a augmenté, tous les jours. Sa tête eſt » tellement rétablie, qu'il a prononcé lui-» même, le Jeudi ſaint, la Décrétale ordi-» naire des écoles. Il marche, on ne peut » mieux; il ne reſſent enfin aucune in-» commodité, plus de conſtipation qui a » duré juſqu'au mois de Mars. Nous ſom-» mes fort portés à attribuer cette guériſon » aux eaux; & cependant nous n'y retour-» nerons point, tant nous nous portons bien! » Je ſuis toujours dans l'admiration; & il » a été réellement ſi mal, que c'étoit un » pauvre déſeſpéré. Je ſouhaite bien ſincé-» rement que tous vos malades ſe trouvent » auſſi-bien de vos eaux ſalutaires. D'après » la ſituation de M. Caziot, il ne faut plus » déſeſpérer. J'ajoûterai qu'il eſt rajeuni de » vingt ans, & que votre fontaine eſt la » véritable fontaine de Jouvence. »

J'ai l'honneur d'être, &c.

Signé PETIT-CAZIOT.

Monſieur ajoûte au-deſſous de cette Lettre : « L'ancien malade veut vous dire un » mot.

» *Vitam vivo novam firmamque.* J'en » ſuis moins étonné que le public, parce » que je n'ai point connu tout le déſeſpéré

» de mon état, pendant la plus grande par» tie de l'hiver. Tout eſt rétabli; relâche» ment d'un côté; de l'autre, conſtipation » opiniâtre; refus des jambes; quelque dé» ſordre dans la cervelle. Votre eſpérance » ou prédiction n'a été défectueuſe qu'en » parlant de ſemaines, au lieu de mois. Je » pardonne la mépriſe, du meilleur de mon » cœur; & je m'eſtime le plus heureux des » hommes d'avoir à dire: Il vaut mieux » tard que jamais; *E megliò tardi che mai!* »

J'ai l'honneur d'être, &c.

Signé CAZIOT.

OBSTRUCTIONS.

XVIII. OBS. Madame la ducheſſe de... âgée de vingt-cinq ans, inoculée en 1765, ayant encore du lait aux ſeins, après avoir nourri, on ne put mieux, & plus heureuſement, pendant vingt mois, eut, après l'inoculation, une fiévre tierce opiniâtre, accompagnée de jauniſſe & d'obſtruction au foie. La fiévre fut emportée par les remèdes ordinaires: la jauniſſe & l'obſtruction s'opiniâtrerent. On employa quelqu'eau minérale; & ſon conſeil finit, en 1766, par l'envoyer aux eaux de Bourbonne. L'uſage, qu'elle en fit, particuliérement en boiſſon, diſſipa la jauniſſe, & fondit ſon obſtruction de plus de moitié. Elle y revint en 1767; elle s'en trouva bien encore. Ce ſuccès progreſſif la fit revenir, en 1768 & 1769, pour fondre un noyau que l'on regardoit comme le centre de ſon obſtruction. Elle eſt guérie.

XIX. OBS. Madame l'intendante de Breſt, âgée de trente-huit ans, eut, à la fin de l'hiver de 1768, la fiévre, des vomiſſemens habituels, une obſtruction au foie; tomba dans la plus grande maigreur, avec dégoût, perte de ſes régles. Les eaux de Vichy furent employées : elles firent merveille, mais ne fondirent point l'obſtruction pour laquelle cette dame vint ici où elle reſta trois mois. Les régles ont reparu conſtamment : l'obſtruction n'exiſte plus; & la ſanté eſt bonne.

XX. OBS. Mademoiſelle de Meuves, en 1766, eut une fiévre double-quarte opiniâtre : elle fut menacée de leucophlegmatie, eut une obſtruction au foie, la jauniſſe, un dégoût général, ſuppreſſion de régles. Tous les remèdes, qu'on fit, furent inutiles : on finit par l'envoyer à Bourbonne, en 1767. La fiévre fut emportée avec le dégoût, l'œdème des jambes, la jauniſſe : l'obſtruction ne fit que diminuer; &, en 1768, un ſecond voyage aux eaux acheva ſa guériſon, convertit en embonpoint ordinaire une eſpece d'éthiſie, lui rendit ſes forces & ſes régles.

XXI. OBS. Madame M.... âgée de

vingt-cinq ans, essuya, en 1767, plusieurs accès de coliques stomachales & intestinales, si violentes, qu'elles devenoient inflammatoires. Le canal intestinal, de l'éréthisme trop souvent répété, passa à l'atonie, au météorisme, sur-tout au dessous de l'ombilic. Il représentoit une tumeur plus résistante que flatueuse, qui imitoit assez bien une grossesse de neuf mois, au travers de laquelle on distinguoit avec beaucoup d'attention une tumeur résistante, même rénitente, que les meilleurs anatomistes reconnurent pour une obstruction de la matrice. Comme ils accuserent le canal intestinal, dans cette région, d'embarras, ou d'engorgement dans ses membranes constituantes, les symptomes concouroient avec ce jugement; elle avoit des vomissemens assez fréquens, des déjections presqu'involontaires, des gonflemens variables dans le canal, la suppression des régles : tout fut tenté; & on n'oublia point les eaux de Vichy : le voyage de Bourbonne fut résolu. Après trois mois de boisson & de quelques bains, le canal intestinal se rétablit; la résistance & sa tension s'amollirent par gradation; son engorgement finit avec les parties environnantes de la matrice, qu'on avoit peine alors à distinguer : on la trouva alors elle-même, telle qu'elle étoit, obstruée. L'obstruction diminuant de jour à autre, comme celle du canal qui la masquoit auparavant, les régles revinrent, & emporterent avec elles tous les accidens. Cette dame jouit d'une bonne santé.

Si les bornes, que me prescrit un simple Mémoire, & que déja je crois avoir franchies, me permettoient de m'étendre davantage sur la cure de quantité de maladies chroniques, opérée par les eaux thermales de Bourbonne, combien d'exemples ne citerois-je pas en leur faveur? On reconnoîtroit que les rhumatismes, les rhumatismes goutteux, les écrouelles, les pâles-couleurs, les paralysies, celles à la suite des coliques métalliques, la colique elle-même (*a*), les fiévres lentes, quartes, &c. y sont détruites, & ces dernieres, d'une maniere plus sûre & plus agréable que par le quinquina,

(*a*) M. le vicomte de la Rochefoucault, brigadier des armées du Roi, colonel du Régiment Royal-Champagne, cavalerie, étoit atteint d'une colique de Poitou minérale, qui paroissoit réguliérement tous les quinze jours, en duroit huit ou dix, & le fatiguoit cruellement. La méthode de la Charité de Paris, employée plusieurs fois en vain, détermina son conseil à l'envoyer à Bourbonne, en 1767, où il arriva avec une certaine maigreur, ayant le teint jaune, du dégoût, prostration de forces, & souffrant toujours de sa colique. Six semaines de leur usage en boisson, pendant cette année, & autant en 1768, le renvoyerent avec une santé forte & robuste, de belles couleurs & de l'embonpoint.

les amers & les autres fébrifuges connus.

Ceux qui souhaiteroient des détails, des éclaircissemens, & s'instruire sur cette matiere, pourront consulter la Dissertation de M. Juvet, médecin du roi pour son hôpital à Bourbonne, praticien aussi consommé qu'éclairé ; & le Journal de Médecine, mois de Mars 1759.

L'expérience prouve ; & il est très-essentiel d'observer, pour ôter aux malades toutes frayeurs déja trop fortifiées par le préjugé sur les eaux thermales, que, pendant leur usage, dans ces derniers cas comme dans les maladies hystériques, les paroxysmes ou accès vaporeux se renouvellent & se rapprochent à-peu-près comme ceux des fiévres intermittentes, après les premieres doses de l'écorce du Pérou, les réveillent même, après avoir été assoupis pendant un certain tems ; (ce qui en aura sans doute imposé plus d'une fois aux personnes peu au fait de ces phénomenes, & leur aura fait envisager les eaux comme contraires dans bien des cas,) mais que ces accidens, occasionnés par le passage des particules minérales dans les petits vaisseaux engoués, qui n'étonnent point les gens de l'art accoutumés à les diriger, diminuent d'intensité, à mesure qu'on avance dans le traitement, & se terminent toujours favorablement pour les malades.

Ces preuves & les faits multipliés plus

encore que les connoissances analytiques, les raisonnemens les plus ingénieux & les plus subtils, militent donc pour les eaux thermales de Bourbonne, & leur méritent, sans comparaison, la préférence sur l'eau simple, la glace, l'eau à la glace, &c.

Que l'on compare la méthode du traitement de l'auteur que j'ose attaquer, avec la mienne, (celle des eaux thermales de Bourbonne:) que l'on juge après de la différence: que l'on compare aussi ses observations avec celles-ci. Dans les unes, à peine y reconnoîtra-t-on les symptomes pathognomoniques ou caractéristiques des affections vaporeuses; dans les autres, on y verra les vapeurs toutes pures. Que l'on jette un coup d'œil sur la onzieme de mes observations; on remarquera aisément que la premiere méthode de traitement, qui a été fructueuse dans ces maladies, est la méthode humectante, délayante, celle connue depuis long-tems des grands maîtres, les eaux de Bain & de Plombieres n'étant, au rapport du sçavant M. Monnet, que des eaux chaudes simples, qui peuvent, à la vérité, avoir leur mérite dans certaines circonstances, comme beaucoup d'autres.

Je vais rapporter ici, pour ne pas être soupçonné de partialité, les résultats de l'examen que cet habile chymiste a fait de ces eaux. La supériorité de ses talens lui ayant mérité la confiance du Gouvernement, on fit choix de sa personne pour analyser les eaux minérales & thermales du royaume, & jetter un nouveau jour sur cette partie de l'Histoire naturelle, trop peu connue de nos jours. En conséquence de sa commission, il se rendit dans ces pays-ci, dans l'été de 1768, & me fit l'honneur de m'adresser de Plombieres la Lettre suivante :

MONSIEUR,

» Je m'acquitte de la parole que je vous » ai donnée de vous faire connoître ma » façon de penser à l'égard des eaux de » Plombieres. Elles sont précisément ce que » j'avois prévu, de l'eau chaude simple, » ainsi que celles de Luxeuil & de Bain. » Cependant, comme ces eaux ont beau» coup de réputation, & qu'elles ont été » examinées diverses fois par des hommes » qui en ont aussi, j'ai cru devoir en entre» prendre l'analyse, non comme eau mi» nérale, mais comme eau simple, afin qu'on » ne pût pas m'accuser de négligence. Le » résultat de cette analyse a été vingt-quatre » grains d'une terre quartzeuse, & dix-huit » grains d'alkali fixe sur cinquante livres » d'eau. Jugez maintenant ce que l'on peut » attendre de cette abondance de matiere, » pour produire quelques effets médicinaux.

» Cette analyse a été cause que j'ai quitté

» ici mon ami, dont j'ai été bien fâché, » attendu que je voyois bien que le ſujet » pour lequel je m'en ſéparois n'en valoit » pas la peine.»

J'ai l'honneur d'être, &c.

Signé MONNET.

A Plombieres, ce 28 Juin 1768.

Ces faits, auſſi authentiques que publics, que je ſoumets ſans peine à la cenſure des ennemis du vrai, & contre leſquels j'aſſure d'avance que je ne répondrai point, qu'ils ne les aient détruits, enleveront peut-être aux apoplectiques, aux paralytiques, aux perſonnes affectées de maladies chroniques, & ſur-tout aux hyſtériques, les craintes qu'on voudroit leur inſpirer ſur les effets & la nature des eaux de Balaruc, avec elles, toutes eaux thermales, quelles qu'elles ſoient, &, en particulier, de celles de Bourbonne.

Après de ſemblables faits, pourra-t-on encore les accuſer de tumulte, & d'agir avec trop de fougue? Ce ſeroit alors montrer des vues auſſi bornées qu'oppoſées au bien de l'humanité.

Depuis vingt-quatre ans que je ſuis chirurgien, dont douze employés à l'hôpital militaire de Bourbonne, j'ai vu arriver, tous les ans, des différentes parties du royaume une quantité de ſoldats qui fourniroient, comme d'autres malades que la nécessité y conduit, des preuves sans nombre de l'insuffisance des méthodes humectantes, délayantes, adoucissantes, qui toujours ont été mises en usage par les plus grands praticiens, avant que de partir pour les eaux.

Pour ce qui regarde les soldats, les examens, qu'on en fait ailleurs & ici, sont si rigoureux, qu'avant les envois, & même lorsqu'ils sont arrivés à Bourbonne, si ces méthodes ou d'autres n'eussent pas été employées, les envois n'auroient pas lieu; & même les malades seroient renvoyés, & non admis à l'hôpital.

A l'égard des autres malades, il n'est pas possible de supposer que, sans avoir épuisé toutes les ressources connues dans le pays, & au loin, ils arrivent à Bourbonne, au mépris de leurs affaires, de leurs commodités, de leurs bourses, de leurs amis, & de la perte du tems, sans une perspective raisonnée, qui leur est souvent présentée par des gens instruits & désintéressés, ou fortifiés par l'exemple d'autrui.

(Adeò sunt multa) loquacem delassare valent Fabium.

SUPPLÉ-

» ici mon ami, dont j'ai été bien fâché, » attendu que je voyois bien que le sujet » pour lequel je m'en séparois n'en valoit » pas la peine. »

J'ai l'honneur d'être, &c.

Signé MONNET.

A Plombieres, ce 28 Juin 1768.

Ces faits aussi authentiques que publics, que je soumets sans peine à la censure des ennemis du vrai, & contre lesquels j'assure d'avance que je n'écrirai point, qu'ils ne les aient détruits, enleveront peut-être aux apoplectiques, aux paralytiques, aux personnes affectées de maladies chroniques, & sur-tout aux hystériques, les craintes qu'on voudroit leur inspirer sur les effets & la nature des eaux de Balaruc, avec elles, de toutes eaux thermales, quelles qu'elles soient, &, en particulier, de celles de Bourbonne.

Après de semblables faits, pourra-t-on encore les accuser de tumulte, & d'agir avec trop de fougue? Ce seroit alors montrer des vues aussi bornées qu'opposées au bien de l'humanité.

Depuis vingt-quatre ans que je suis chirurgien, dont douze employés à l'hôpital militaire de Bourbonne, j'ai vu arriver, tous les ans, des différentes parties du royaume, une quantité de soldats qui fourniroient, ainsi que d'autres malades que la nécessité y,

D

conduit, des preuves ſans nombre de l'inſuffiſance des méthodes humectantes, délayantes, adouciſſantes, qui toujours ont été miſes en uſage par les plus grands praticiens, avant que de partir pour les eaux.

Pour ce qui regarde les ſoldats, les examens qu'on en fait ailleurs & ici, ſont ſi rigoureux, qu'avant les envois, & même lorſqu'ils ſont arrivés à Bourbonne, ſi ces méthodes ou d'autres n'euſſent pas été employées, les envois n'auroient pas lieu; & même les malades ſeroient renvoyés, & non admis à l'hôpital.

A l'égard des autres malades, il n'eſt pas poſſible de ſuppoſer que, ſans avoir épuiſé toutes les reſſources connues dans le pays & au loin, ils arrivent à Bourbonne, au mépris de leurs affaires, de leurs commodités, de leurs bourſes, de leurs amis, & de la perte du tems, ſans une perſpective raiſonnée, qui leur eſt ſouvent préſentée par des gens inſtruits & déſintéreſſés, ou fortifiés par l'exemple d'autrui.

(Adeò ſunt multa) loquacem delaſſare valent Fabium.

XXI. OBS. M. Henry l'aîné, avocat en parlement, demeurant à Bouremont, dans le Barrois mouvant, homme de beaucoup d'eſprit & d'un mérite diſtingué, étoit en proie depuis ſa tendre jeuneſſe, notamment depuis 1748, aux douleurs les plus cruelles

& les plus atroces d'une ſciatique rebelle & opiniâtre, accompagnée de mouvemens convulſifs ſi terribles, que, pendant un certain tems, on l'a cru épileptique. Cette affreuſe ſituation, qui a réſiſté pendant dix-ſept ans à toutes les reſſources de l'art, même à d'autres eaux thermales, a enfin cédé à celles de Bourbonne.

Comme je ne pourrois pas rendre avec autant d'exactitude & de préciſion que M. Henry, le détail de ſa maladie, je vais rapporter celui qu'il m'a fait l'honneur de m'adreſſer le 19 Novembre 1770.

Bourmont, le 19 Novembre 1770.

MONSIEUR,

» Je reçois la lettre par laquelle vous me » demandez le détail exact de ma maladie; je » m'empreſſe d'autant plus volontiers à avoir » l'honneur de vous répondre & de vous » ſatisfaire, que je ſuis un exemple récent, » public & exiſtant des vertus miraculeuſes » des eaux de Bourbonne, auxquelles ſeules » je dois mon rétabliſſement; & que, con- » noiſſant votre zèle pour le bien de l'hu- » manité, vous vous empreſſerez à publier » les vertus & les prodiges de cette fon- » taine divine, à laquelle l'enfer ſeul peut » refuſer des autels.

» Si les hommes étoient juſtes & recon- » noiſſans, on verroit de toutes parts des

» temples élevés dans votre ville; mais vous » les connoiſſez : ſi le plus grand nombre » méconnoît ſon Créateur, en voudra-t-il » reconnoître les bienfaits?

» Si des peuples éloignés nous donnent » l'exemple & viennent à Bourbonne cher- » cher leur ſalut, comment des François, » nos propres compatriotes, peuvent-ils » méconnoître cette mine précieuſe que la » Providence a créée pour eux, mis ſous » leurs yeux, ſous leurs mains, cherchent » même à l'obſcurcir & à en inſpirer de la » méfiance? Ce procédé me paſſe, & me » fait autant rougir que celui de ces anciens » fanatiques qui alloient en Italie, en Galice » & en Paleſtine, chercher une manne » qu'ils avoient dans leurs foyers : nous » l'avons cette manne, nous ſommes dans » la terre promiſe; elle tombe tous les jours » chez vous, & nous pouvons nous en ali- » menter. Le Créateur n'a jamais manqué » à la créature, c'eſt celle-ci qui manque à » ſon Créateur; & c'eſt ici le cas de dire » avec l'auteur de l'Apocalypſe : *In propria* » *venit, ſui eum non receperunt*, &c. Pardon- » nez-moi, Monſieur, cette petite effuſion de » cœur; je n'ai pu la refuſer à ma ſenſibilité : » je ſçais qu'il faudroit une plume d'or pour » préconiſer les merveilles de vos eaux, » l'éloquence la plus brillante pour détruire » le préjugé que l'aveuglement, & ſur-tout

» la méchanceté, ont répandu ſur leur
» compte, & enfin un crayon de fer pour
» confondre & écraſer ces gens abomina-
» bles, qui n'ont d'autres motifs pour le fa-
» voriſer & l'entretenir, qu'un ſordide in-
» térêt. Qu'ils viennent, ces Zoïles de la ſo-
» ciété; qu'ils approchent, qu'ils voient:
» ils ſeront anéantis & confondus. Reve-
» nons à mon état paſſé & préſent.

» Je ne vous rendrai point les choſes
» dans les termes de l'art; je vais vous les
» dire telles qu'elles ſont, & empreintes de
» ce caractere de vérité que perſonne ne
» devroit craindre de mettre au jour pour
» le bien de l'humanité: mais, hélas! de cer-
» taines petiteſſes, le reſpect humain arrê-
» teront toujours les hommes dans leurs
» courſes, & ne ceſſeront d'oppoſer une
» barriere au progrès des ſciences & des
» arts.

» Le détail de ma vie vous ennuiera &
» vous étonnera: *Longæ ambages, ſed ſum-*
» *ma ſequar faſtigia rerum.*

» Je ne ſuis point cinquantenaire, mais
» peu s'en faut, un luſtre: l'étude & le tra-
» vail d'eſprit ont toujours été mes princi-
» paux élémens; je les ai quelquefois pouſſés
» à l'excès, je m'en ſuis corrigé: cela n'a
» pas empêché ma vie d'être très-variée.
» J'ai eu des plaiſirs en tout genre, & m'y
» ſuis quelquefois livré avec tout le feu

» d'une jeunesse impétueuse : cependant ils » n'ont jamais rien été en comparaison des » peines que j'ai essuyées ; & je ne crois pas » qu'il y ait quelqu'un au monde qui ait » tant souffert que moi, du côté du moral » & du physique.

» Dès mon enfance, j'ai senti des douleurs » passageres aux reins ; je me souviens même » qu'étant écolier, il m'arrivoit quelquefois » de m'endormir sur ma chaise par la fatigue » de l'étude, & de m'éveiller avec des souf- » frances si aiguës, que je n'aurois pu y ré- » sister si elles eussent été de durée.

» De cet instant jusqu'en 1762, je les ai » ressenties de tems à autre, & quelquefois » si vivement, que je ne pouvois me re- » muer. Dans un accès de cette espece, que » j'eus en 1748, on me conseilla des boues » de Bourbonne qui me l'enleverent dans » huit jours ; les autres accès s'étoient tou- » jours dissipés par la saignée.

» Au commencement de 1762, ils se ré- » veillerent d'une telle force, que je me » déterminai d'aller, dans le courant de Mai, » passer une quinzaine à vos eaux. Je me » persuadai qu'on ne pouvoit prendre les » bains trop chauds ; & l'envie de guérir me » fit effectuer ma croyance : mais je m'ap- » perçus bientôt de l'erreur, quand, passant » du bain dans mon lit, je vis que mes » sueurs étoient sanguinolentes.

» Des occupations ſérieuſes m'ayant rap-
» pellé chez moi, je paſſai Juin, Juillet &
» une grande partie d'Août ſans douleurs;
» mais, ſur la fin de ce mois, étant à Nancy,
» elles recommencerent; & j'en éprouvai
» de plus vives que celles que j'avois eſſuyées
» juſqu'alors. Je vis des médecins & des
» freres de la Charité qui me conſeillerent
» de ne plus retourner à Bourbonne; que
» des frictions que je me ferois faire me
» guériroient. Mais ni les frictions, ni les
» fumigations, ni les remèdes qu'ils m'a-
» voient ordonnés, ni une multitude d'au-
» tres dont j'ai uſé, ne furent capables de
» me procurer le moindre ſoulagement;
» bien-loin de-là, ma maladie fut portée à
» un apogée où je ne l'avois pas encore vue,
» ſans cependant avoir eſſuyé aucun ſpaſme
» ni criſpation. Enfin, au commencement de
» Janvier, mes douleurs diminuerent; &,
» ſur la fin, je me trouvai en état de tra-
» vailler & d'aller.

» Une affaire de la plus grande impor-
» tance m'appella à Paris ſur la fin de Mars
» 1763: je m'y rendis, & y reſtai juſqu'en
» Février 1764. Pendant les quatre pre-
» miers mois de mon ſéjour, ma ſituation
» fut aſſez calme pour me permettre de
» donner à cette démarche toutes les peines
» & les ſoins qu'elle exigeoit. Mais, dans le
» courant de Juillet, je me vis tracaſſé par

» ce terrible mal, dont je n'avois pas en» core ſenti toute la cruauté. Dans cet inſ» tant, un de mes amis me donna l'affiche » d'un empirique qui ſe vantoit de guérir » radicalement toutes les ſciatiques avec une » certaine pommade. Le ton d'aſſurance » avec lequel il vantoit ſon remède me dé» termina à l'aller trouver ; il avoit de la » mine & faiſoit l'homme de conſéquence : » il me répondit de ma guériſon en me » montrant ſa drogue, qui étoit dans de » petits pots de faïence longs & gros comme » le pouce, & qu'il vendoit trois livres cha» cun. La facilité du panſement, l'aſſurance » de l'eſcamoteur, le témoignage de plu» ſieurs de ſes malades, le ſouvenir de mes » douleurs paſſées, la crainte des futures, » me déterminerent ; je me livrai au char» latan. Depuis le milieu de Juillet juſqu'au » 15 Septembre, j'uſai bien cent pots de » pommade qui ne me fit ni bien ni mal.

» Mon affaire alloit ſe décider ; je fus en » conſéquence obligé de redoubler mes » ſoins & mes mouvemens ; &, malgré la » déciſion la plus éclatante, la plus glorieuſe » & la plus conſolante pour mon moral, » mon pauvre phyſique ne put réſiſter à » la force de mon mal, qui empira telle» ment tout-à-coup, que ce n'étoit plus » des douleurs que je reſſentois, mais des » tourmens qui me ſacrifioient ſans relâche.

» Me voici ſur la roue ; donnez-moi un mo-» ment pour reſpirer : je frémis encore d'y » penſer. *Quis talia fando .... Temperet à » lacrymis ?*

» J'étois heureuſement chez un frere com-» mode, aimable, & qui a fait pour moi » l'impoſſible. Figurez-vous, Monſieur, que, » depuis la fin de Septembre juſqu'à Noël, » je n'ai pas fermé l'œil, & que je n'ai pas » été une minute ſans ſouffrir, quoique je » n'aie vécu que de lait, & que j'aye exac-» tement pris une groſſe de remèdes (*a*). » Au commencement je ne jetois que des » cris, mais, ſur la fin, c'étoient des hurle-» mens ſi perçans & ſi continuels, que mes » voiſins furent obligés d'abandonner leurs » chambres : on n'oſoit me toucher ni m'ap-» procher ; c'étoit la déſolation. Quand il » falloit faire mon lit, je tâchois de me » gliſſer ſur un fauteuil qu'on préparoit ; » quand j'y étois, je ſentois tout-à-coup » tomber ſur ma hanche comme une livre » de plomb fondu : la ſenſation étoit ſi vive » & ſi cuiſante, que je jetois deux cris ſi » effrayans, ſi extraordinaires, ſi révoltans, » que mon ventre frappoit mon dos, & en-» ſuite je tombois dans des ſpaſmes où ſou-» vent l'on m'a cru mort ; ma reſpiration,

(*a*) *Groſſe*, terme du pays, qui ſignifie douze douzaines de certaines marchandiſes.

» après un certain intervalle, commençoit » à se faire appercevoir, & revenoit petit-à-» petit. J'en eus un le 26 Novembre, qui » dura trois heures.

» Mon frere, désolé, désespéré de me voir » dans un si pitoyable état, assembla de cé-» lèbres médecins chez lui. Après leur avoir » fait le détail de ma maladie, de son pro-» grès, de son incurabilité, il y en eut un » qui fut d'avis de me faire une ouverture » d'un demi-pied à la hanche droite qui » étoit le siége du mal; peut-être sa déci-» sion auroit-elle été suivie, sans le fameux » M. Petit, de la rue Saint-Avoye, dont je » ne puis prononcer le nom sans admiration. » Il s'expliqua si énergiquement & si dé-» monstrativement, que son opinion fut sui-» vie : il fit voir très-clairement que c'étoit » une sciatique qui pouvoit se guérir aux » eaux de Plombieres. Je représentai que » celles de Bourbonne étant à portée de » chez moi & très-bonne, il me seroit plus » avantageux, à tous égards, d'y aller. On » me remontra que les eaux de Bourbonne » ne me convenoient pas; en conséquence, » je me décidai pour celles de Plombieres. » Le tems, la saison & mes vives douleurs ne » me permettant pas de partir, je renvoyai » mon voyage au mois de Février suivant. » Je souffrois alors comme un damné : ma » hanche droite étoit grosse comme un bois-

» ſeau; j'étois ſec & décharné comme un » ſquelette, je faiſois pitié à tout le monde: » &, dans cette cruelle ſituation, j'euſſe cer- » tainement préféré la mort à la vie.

» Enfin, réduit à la derniere extrémité, » accablé par les douleurs qui ne m'avoient » pas laiſſé, depuis trois mois, une minute » de repos ni de ſommeil, je demandai, à » corps & à cris, que l'on me donnât quel- » que choſe pour un peu diminuer mon » tourment. Mon médecin ordinaire ſe dé- » termina à me conſeiller dix gouttes de » teinture anodyne de Sidenham : je les pris » auſſi-tôt; &, une heure après, mes dou- » leurs ſe calmerent : néanmoins je ne dor- » mis pas. Mais, dans ce calme momentané, » je végétois; je comptois avec plaiſir les » minutes de ma pendule : jugez où en étoit » réduite la pauvre machine.

» Les douleurs ſuſpendues pour quelques » heures, renaiſſoient bientôt après comme » auparavant. Mais hélas! ces alternatives » de bien, malgré la crainte qu'on m'inſpi- » roit pour ce remède, m'y firent néan- » moins recourir juſqu'au mois de Février, » où j'arrivai chez moi, en chaiſe de poſte, » dans l'état le plus triſte & le plus déplo- » rable, & après avoir excité la compaſſion » par-tout où j'avois paſſé. Le régime & la » diète blanche que j'avois gardés juſqu'alors » ne m'ayant pas réuſſi, je me remis à la vie

» ordinaire juſqu'au mois de Mai ſuivant ; » aſſoupiſſant toujours mes douleurs avec » mes gouttes.

» Dans ce tems, je partis pour Plombie- » res ; les ſecouſſes & les cahots de la route » me cauſerent des douleurs très-vives, & » me donnerent des ſpaſmes incroyables. » Arrivé, je fus mis à l'uſage des eaux de » Buſſang en boiſſon, enſuite de bains fort » doux, où je reſtois huit heures. Six ſe- » maines s'écoulerent ainſi ſous la direction » de M. de Guerre, médecin d'un rare mé- » rite, qui me donna de ſalutaires avis, & » ne me défendit point ma teinture. Après » un mois de repos chez moi, je retournai » encore pour y répéter ſix autres ſemaines » les mêmes exercices. Pendant leur cours, » mes douleurs, au lieu de diminuer, de- » vinrent ſi cruelles & ſi continuelles, mes » ſpaſmes ſi ſubits & ſi violens, qu'on crut » que je tombois d'épilepſie. J'étois courbé » juſqu'à terre ; la groſſeur de ma hanche » étoit affreuſe & énorme, je ne pouvois » étendre ma jambe droite, la gauche étoit » plus courte de près de deux pouces, j'au- » rois cru ma cuiſſe luxée, ſi le bon Fleurot » du Valdageot ne m'eût aſſuré le contraire.

» Indépendamment de ces précautions » & des bains domeſtiques que je prenois » à la maiſon, le mal ſubſiſta avec la même » violence juſqu'au mois de Janvier 1765.

» Alors je ne souffris plus si cruellement, » & je pus un peu aller, venir & travailler. » Ce mieux apparent ne fut pas de longue » durée ; l'arrivée du printems fut celle de » mon ancien martyre. Au désespoir, & ne » sçachant plus de quel côté donner de la » tête, je me déterminai à aller à Bour» bonne. Mon parti pris, & sans consulter » personne, je m'y fis conduire au mois de » Mai 1765, mais dans la ferme résolution » de n'y point boire, &, en revanche, de » m'y baigner fortement comme j'avois fait » à Plombieres.

» Dans la consultation que je fis, mon » projet fut renversé ; on me démontra que » les eaux prises intérieurement, étoient » seules capables, en passant dans la masse » du sang & dans les vaisseaux lymphati» ques, de détruire le principe de ma ma» ladie ; on m'ordonna en conséquence de » boire, & de ne me baigner qu'une demi» heure dans un bain fort doux. On me » prescrivit la quantité qu'il falloit que j'en » prisse, & le régime. J'observai l'un & l'au» tre, me purgeai & usai des remèdes qui » me furent ordonnés.

» Cette premiere saison, ainsi que la se» conde, n'apporterent aucun changement » à mes douleurs ; au contraire, elles furent » si vives sur la fin de celle-ci, que je crus » périr. Pour avoir quelques momens de

» rémiſſion, je fus obligé de recourir à mes » gouttes. Mon frere, qui me ſçut à Bourbonne, m'écrivit, de Paris, de ceſſer bien » vîte les eaux; qu'elles me ſeroient contraires & nuiſibles : cela doit vous prouver, » Monſieur, que le préjugé a un furieux » empire, puiſque, malgré les exemples que » nous avons journellement ſous les yeux, » & le grand jour que des hommes inſtruits » & éclairés ont jeté ſur la partie des eaux » thermales, on le voit encore ſubſiſter. Il » eſt vrai que le détruire n'eſt pas un petit » ouvrage. Les hommes prévenus dès l'enfance, ou mus par intérêt, ſont très-difficiles à perſüader. On en voit même dans » ce ſiécle de lumiere, quoique inſtruits » d'ailleurs, abandonner le vrai pour donner » dans l'illuſion.

» Pour revenir à mon état, l'hiver ſuivant » fut bien moins pénible : je ſouffrois à la » vérité, mais moins ſouvent, & moins » cruellement. Je pouvois agir, m'appliquer & travailler. Ma hanche & ma cuiſſe » étoient toujours dans le même état, mais » je reprenois un peu d'embonpoint. Les » eaux n'ayant pas diſſipé entiérement mes » douleurs, un habile médecin de Bourbonne me conſeilla un cautère à la jambe : » cet avis étoit auſſi celui de M. Petit; mais » ma répugnance pour un pareil égoût, me » le fit rejeter.

» Le retour du printems de 1766 réveilla » mes douleurs ; l'application des sangsuës » sur la partie souffrante & le fondement, » les calma un peu ; cela n'empêchoit ce- » pendant pas que je n'attendisse avec im- » patience la belle saison pour retourner à » ma bienfaitrice. Je me disois à moi-même, » ni le lait, ni le régime, ni les humectans » sous toutes les formes, ni tous les remè- » des dont j'ai usé ne m'ont rien fait ; ils ont » au contraire, augmenté mes maux, les » ont entretenus & aigris; mais les eaux de » Bourbonne, comme balsamiques, béni- » gnes, purgatives, apéritives, dépurati- » ves, incisives, stomachiques, &c. m'ayant » non-seulement & réellement soulagé, » mais même procuré un hiver tranquille, » redonné des couleurs, de la gaieté, & » étant analogues à mon état, il ne faut pas » hésiter d'y retourner. Aussi, le mois de Mai » arrivé, je me fis saigner & purger, & partis » aussi-tôt. Le lendemain de mon arrivée, je » commençai à boire, & bu graduellement » jusqu'à la quantité de huit gobelets de six » onces chacun ; je baignai & douchai plus » long-tems qu'aux saisons précédentes. » Après le repos ordinaire, je fis encore une » seconde saison en tout semblable à celle- » ci ; mais je vous avouerai qu'à la fin, j'étois » fatigué & délavé : huit jours après, mes » forces & mon incarnat commencerent à

» revenir ; je jouis pendant l'hiver d'un bien-» être, d'un enjouement ſurprenant. La » groſſeur de ma hanche ne me parut plus ſi » énorme ; j'étendois un peu ma jambe ma-» lade ; je n'étois pas ſi courbé, & j'atten-» dois avec empreſſement les ſaiſons de » 1767. Elles ne furent pas plutôt ouvertes, » que je volai à Bourbonne, où je fis les » mêmes opérations qu'en 1766. Nul ac-» cident ; augmentation de bien-être ; hiver » plus heureux que les précédens ; quelques » douleurs à la vérité, mais ſupportables : » je m'apperçus ſeulement qu'elles paſſoient » d'un côté à l'autre ; ce que j'attribuai à la » diviſion de la matiere en ſtaſe, miſe en » mouvement par vos eaux & leur ſel ad-» mirable.

» Même voyage, mêmes exercices en » 1768 & 1769 ; avantages plus grands, plus » réels, & plus évidens. Quelques dou-» leurs légeres & momentanées, que j'at-» tribue ſeulement à l'inclémence des » tems ; plus de froid dans les parties tour-» mentées, plus de groſſeur à la hanche ; » la jambe malade libre & égale à l'au-» tre : je ſuis droit comme à vingt ans, » gai, vermeil, gras & bien portant.

» Les mouvemens convulſifs que j'ai » eſſuyés, & qui ſont bien guéris, ont don-» né des ſecouſſes & des ébranlemens ſi » violens à la machine, que je crois que

» ce

» ce ſont eux qui ont blanchi ma barbe
» & mes cheveux.

» Je ſuis encore retourné cette année à
» Bourbonne, où j'ai fait, comme vous ſça-
» vez, des exercices plus modérés que les
» années précédentes ; mais c'étoit autant
» par précaution, que pour porter un tri-
» but de ma reconnoiſſance à cette ſource
» miraculeuſe, à cette véritable piſcine, où
» je fais vœu d'aller tous les ans porter
» mon encens, tant je crains & craindrai
» toute ma vie de me voir dans l'état
» déſeſpéré & affreux où je me ſuis trouvé !
» & l'offrir avec une confiance plus ſûre
» & plus fervente que celle qui anime
» les Muſulmans dans leurs caravanes de la
» Mecque.

» Voilà un détail bien long ; prenez-
» vous-en à votre complaiſance : vous me
» l'avez demandé, je vous le donne,
» mais auſſi vrai & ſincere qu'il l'eſt, que
» ce ſont les eaux de Bourbonne qui m'ont
» guéri ſans le ſecours d'autres remèdes :
» voilà ce que je ſçais, ce que j'affirme,
» ce que j'aſſure, & ce que je publierai
» ſur les toîts.

» Il eſt heureux, Monſieur, pour l'huma-
» nité, de trouver un ami tel que vous :
» mais il eſt beau, il eſt grand, il eſt con-
» ſolent, de lui rendre un ſervice tel que
» celui que vous lui rendez. Je vous prie

» d'en recevoir mon remercîment, & » d'être persuadé qu'en mon particulier, je » ne cesserai d'être, &c. *Signé*, HENRI » l'aîné, avocat en parlement. »

XXII. OBS. Le nommé *Claude Chauroux*, de Turny en Bourgogne, âgé de trente-cinq ans, d'un tempérament vif & sanguin, d'une constitution forte & robuste, ressentit, en 1765, après avoir passé subitement du chaud au froid, ayant encore les pores extrêmement ouverts, une stupeur ou engourdissement aux jambes, qui, spontanément, s'étendit aux cuisses, aux lombes & sur tous les visceres du bas-ventre. Ces parties, de cet état, passerent bien vîte à celui d'atonie, d'insensibilité & de spasme. Celui-ci, après avoir exercé sa fureur sur les muscles lombaires & abdominaux, courba le tronc de maniere que la poitrine appuyoit presque sur les genoux. Les extrémités inférieures se paralyserent & s'atrophierent; la paralysie devint si considérable, qu'en le piquant & pinçant rudement, on ne lui excitoit pas la plus légere sensation douloureuse. Les muscles de ces parties resterent cependant toujours si irritables, que, pour peu qu'il s'élevât sur ses bras pour prendre une situation plus commode lorsqu'il étoit sur une chaise ou un fauteuil, ses jambes se retiroient sous lui, aussi rapidement que si elles y eussent été déterminées par un ressort bien conditionné : d'autres fois, il sembloit que ce même ressort se détendît pour les faire allonger avec la même vîtesse qu'elles avoient été entraînées ; dans l'un & l'autre cas, il falloit une force majeure pour les ramener, & leur faire décrire un angle droit avec les cuisses. L'estomac & les intestins étoient sensibles, douloureux, & souvent en proie aux fougues spasmodiques : le ventre étoit paresseux, les urines abondantes & crues. Tel étoit son état déplorable, lorsque M. le vicomte de la Rochefoucauld, dont la bonté du cœur & la bienfaisance ordinaires pour tous les malheureux sont connues, touché de compassion pour celui-ci, l'envoya aux eaux de Bourbonne, & l'y entretint pendant son séjour. A son arrivée au mois d'Août 1767, M. le vicomte me chargea de le diriger dans leur administration.

Le régime prescrit, je lui ordonnai les eaux en boisson ; il les commença d'abord par deux gobelets de six à sept onces chacun, bus à vingt minutes d'intervalle. Elles furent portées d'un jour à l'autre, *gradatìm*, & avec les mêmes précautions, jusqu'au nombre de huit. Il les but dix jours consécutifs, pendant lesquels il fut purgé deux fois, sçavoir le quatrieme & le neuvieme de leur usage. Les autres jours, les eaux purgeoient & pouſſoient par les urines. Le douzieme, il paſſa aux bains, & ſe baignoit deux fois par jour, une heure chaque fois, depuis vingt-neuf juſqu'à trente degrés, ſelon le thermomètre de Réaumur. Les bains furent auſſi continués dix jours, après leſquels il fut encore purgé. Il prit enſuite dix douches de vingt à vingt-cinq minutes chacune, précédées & ſuivies d'une demi-heure de bain. Durant les bains & les douches, il buvoit alternativement tous les matins, deux & trois gobelets d'eau minérale, pour entretenir la liberté ordinaire du ventre.

Pendant le tems des bains de cette premiere ſaiſon, ſes mouvemens convulſifs ſe réveillerent ſi fort, que leurs ſecouſſes élevoient ſes jambes, lorſqu'il étoit dans l'eau, au-deſſus de ſa baignoire. On ne pouvoit les tenir aſſujetties au fond, qu'en les y maintenant avec force. Tandis qu'un homme vigoureux étoit employé à cette fonction, un autre le ſoutenoit par les bras contre le doſſier, pour que le tronc ne ſe pliât pas ſur les genoux.

Après un mois de repos, il fit une ſeconde ſaiſon ſemblable à celle-ci, & deux autres, en 1768, un peu plus longues, qui l'ont entiérement délivré de tous ſes maux. Sa guériſon m'eſt conſtatée par une lettre qu'il m'a écrite le 18 Septembre dernier, de laquelle je joins ici copie, en en conservant tout le ſtyle & les expreſſions.

MONSIEUR,

» C'eſt avec reſpect poſſible que votre » ſerviteur a aujourd'hui l'honneur de vous » ſaluer, & auſſi de vous écrire ces lignes, » pour vous déclarer le tems de mon eſtro- » piement. Sçavoir au commencement, j'ai » évus beaucoup chaud, & enſuite j'ai été » bien raferdit; c'eſt ce qui a cauſé mon » malheur. J'ai été pendant deux ans bien » en peine: cela m'a pris dans les jambes, » par-à-près aux cuiſſes, dans le ventre, » à l'eſtomac; j'étois tout courbé, & puis » me fallit reſter tout-à-fait. J'ai été pen- » dant deux ans qu'on étoit obligé de me » porter par-tout.

» Depuis la ceinture à la vallée, je n'a- » vois aucun ſentiment; on m'auroit percé » juſqu'au ſang, ſans que j'eus ſenti brin » de mal: mes jambes étoient roides » comme des barres de fer. Y falloit deux » hommes pour me les allonger, tout de » ſuite elles ſe recorbeint ſous moi, ſans » que je le ſente; d'autres fois elles ſe re- » dreuſſoient incontinent, & me faiſeint » cheoix de mai chaiſe. On me mena à » Bourbonne pour prendre les eaux; tout » droit le lendemain, je les ai bu, & puis, » après dix jours que je les ai bu, & deux

» médecennes, j'ai été dans le bain ; on » m'i a porté soixante-dix fois, & soixante » fois que j'i ai été avec mes crosses. Les » premieres fois qu'on m'a mis dans les » iaux, mes jambes ressorteint toujours, » mais après je me suis trouvé soulagé, » peu-à-peu, & cela, en suivant les bons » conseils de mon chirurgien, sinon que » j'ai toujours tâché à boire de l'iau de » plus qu'il m'étoit ordonné.

» Après mes deux campagnes de Bour» bonne, je me suis trouvé soulagé tou» jours de mieux en mieux, mais de la der» niere plus que de la premiere. Après » qu'on ma ramené la derniere fois des » iaux, j'ai été vingt mois à finir à guérir ; » mais çà revenoit toujours petit à petit, & » persentement je suis bien guéri, grace à » Dieu. Tout le monde bien atoné dans » mon pays, après m'avoir vu à la derniere » des miseres & compassion, d'un estropie» ment pareil, qui a duré quatre ans deux » mois. Mais jai évus du bonheur de me » trouver dans vos mains. Je finis avec » bien de l'honneur & du plaisir, & suis, &c. » *Signé*, CLAUDE CHAUROUX, que vous » avez guéri & mis en grande joie. »

Turny, le 18 *Septembre* 1770.

XXIII. OBS. M. Bertrand, négociant à Troyes, âgé de quarante à quarante-cinq ans, d'un tempérament biliososanguin, fort & robuste, ressentit pendant quelques tems une légere douleur de tête, qui devint tout d'un coup si violente, qu'elle fut aussi-tôt suivie de perte de connoissance & d'hémiplégie au côté droit; le côté gauche devint aussi plus foible. Tout fut employé dans ce premier instant sans beaucoup de succès; ce qui détermina son conseil à l'envoyer à Bourbonne, où il arriva sur la fin du mois de Septembre 1762.

Sa situation alors étoit telle, que son bras & sa jambe paralytiques n'avoient que quelques mouvemens imparfaits; le côté opposé étoit aussi affoibli: ensorte qu'il ne pouvoit marcher qu'en chancelant, élever les bras qu'en tremblotant; & quand, par hasard & machinalement, il lui arrivoit de prendre du tabac, au lieu de le porter à son nez, il le portoit à sa bouche. Il ne pouvoit supporter la lumiere sans trouble; l'axe de la vue étoit inégal, une des deux prunelles montoit, & l'autre descendoit; les objets paroissoient confus & doubles; enfin les deux paupieres supérieures étoient quelquefois tout-à-fait affaissées sur le globe des yeux: c'étoit bien un strabisme d'inégale hauteur compliqué. Les lèvres étoient de tems en tems en spasme, & toutes les facultés de l'ame abſolument dérangées (*a*).

Quelques jours après ſon arrivée, ſa tête s'embarraſſa à un tel point, qu'on craignit pour ſa vie. Une ſaignée du pied que je lui fis, le remit dans le même état où il étoit les jours précédens. Lorſque j'arrivai pour la lui faire, il ſe plaignit amèrement à moi de ce que ſes domeſtiques avoient, ſuivant lui, laiſſé des cailloux dans ſon lit. Il me dit encore, pendant l'effuſion du ſang, en me regardant avec des yeux hagards, qu'il lui ſortoit une petite bougie de la jambe.

Cinq ſemaines d'uſage de nos eaux en boiſſon, bains, douches, & de quelques minoratifs, l'ont entiérement délivré de cette affreuſe ſituation, mis en état de ſervir lui-même tous les convives dans un repas qu'il donna avant ſon départ.

L'année ſuivante, étant à la ſuite des affaires de ſon commerce, il repaſſa encore à Bourbonne, au mois de Juin, pour y faire une petite ſaiſon, & y alla voir, pendant ſon ſéjour, tous les étrangers qui y

---

(*a*) M. Pomme, page 34 de ſon Traité, Ier vol. quatrieme édition, obſerve que les paſſions de l'ame, le dérangement de l'eſprit, (effet ordinaire de l'hypocondriacie,) l'entretiennent, & la rendent quelquefois très-difficile à guérir.

étoient, pour leur faire part de sa guérison. Depuis ce tems, j'ai eu l'honneur de le voir plusieurs fois, notamment cette année, jouissant de la santé la plus parfaite.

Si la privation ou la diminution des sens & des mouvemens volontaires sont le caractere distinctif de l'apoplexie, ses différentes causes ne se présentent pas toujours d'une maniere assez évidente, pour reconnoître si elle est idiopatique ou symptomatique; en conséquence, il peut arriver plus d'une méprise dans de certaines affections qui ne lui ressemblent que par quelques effets; mais ce n'en sera jamais une, ni un aveuglement, comme le prétend M. Pomme, d'envoyer aux eaux thermales ces malades, qui, loin d'être les victimes de leur usage, n'en éprouveront, sous une direction éclairée, que de salutaires & non de funestes effets, ainsi que je le prouve par ces observations, les précédentes & les subséquentes.

XXIV. OBS. Dom Surmain, prieur des Chartreux de Dijon, âgé de cinquante ans, d'un tempérament sanguin, d'une constitution robuste, quoique d'un caractere gai, homme d'esprit & méditatif, remplissant avec sécurité toutes les régles & les devoirs de son état, fut attaqué, sur la fin de 1762, d'une pesanteur & douleur de tête, pour laquelle on lui fit prendre inutilement différens remèdes. Cette douleur, augmentant insensiblement & par degrés, se termina enfin par un évanouissement spasmodique, qui fut suivi d'une paralysie presque universelle. Les extrémités tant supérieures qu'inférieures étoient si foibles, qu'il falloit qu'on le servît, l'habillât, déshabillât : il ne pouvoit marcher qu'en tremblant & à l'aide d'un bon bras ; sa mémoire étoit affoiblie. Les yeux n'étoient plus symétriquement parallèles entr'eux, non plus que leurs axes visuels, qui, par leur convergence, s'inclinoient l'un vers l'autre, & lui faisoit voir, au-delà de leur croisement, les objets doubles & très-confus.

Tous ces accidens réunis déterminerent son conseil à l'envoyer à nos eaux les derniers jours de Mai 1763. A son arrivée, il fut trouvé dans le même état que celui ci-dessus détaillé. Il se plaignoit toujours de sa douleur & de son embarras à la tête ; en conséquence, on lui proposa une saignée au pied ; il la rejeta d'abord avec une espece d'horreur, à cause de la crainte qu'on lui avoit inspirée pour cette opération ; mais l'augmentation de sa douleur & de son embarras le fit céder, & consentir à ce qu'on la lui pratiquât. Le soulagement qu'elle lui procura, le convainquit bientôt de sa nécessité & de son erreur.

Il passa ensuite à la boisson des eaux, qui furent bues, pendant quinze jours, depuis une livre jusqu'à trois; elles purgeoient & passoient par les urines : cependant, de huit en huit jours, on secondoit leur effet par un minoratif. Les bains & les douches d'un degré de chaleur modéré, succéderent à ces premiers exercices, & furent continués pendant douze jours, en les précédant, tous les matins, de deux gobelets d'eau minérale. Après ce tems, il recommença encore la boisson pendant huit autres jours, & se reposa.

Une seconde saison répétée un mois après celle-ci, & une troisieme l'année suivante, l'ont rendu à sa maison, & mis en état de reprendre les fonctions de son ministere, qu'il n'a pas discontinuées depuis.

XXV. OBS. Il semble, sur l'idée que donne M. Pomme des eaux thermales, que la paralysie de cause séche & chaude, ne pourroit être soumise, dans son traitement, à leur fougue, attendu que leurs parties salines & autres, heurtant de prime à bord, selon lui, les solides de notre corps, effaroucheroient les esprits, porteroient le trouble & la confusion dans la distribution des liqueurs, détruiroient l'harmonie, & cet équilibre si nécessaire pour l'entretien & la conservation de chaque individu. On verra, par les exemples suivans, que cette ſuppoſition n'eſt que gratuite & inconſéquente.

M. l'abbé de Blanchelande, de Chaumont en Baſſigny, âgé de vingt à vingt-un ans, d'un tempérament ſanguin, d'une conſtitution très-robuſte, eut, à la ſuite d'une fiévre putride inflammatoire, qui céda aux évacuans de toutes eſpeces, une hémiplégie parfaite & des mieux caractériſées de tout le côté droit. L'engorgement des vaiſſeaux du cerveau, l'inflammation de ſes membranes propres & communes, avoient ſi fort maltraité ce viſcère, qu'il arriva à Bourbonne, malgré une longue convaleſcence, dans l'état le plus triſte & le plus déplorable. Il ſembloit, dans cet inſtant, plutôt tenir de l'automate que de l'homme raiſonnable. La parole perdue, la mémoire abſolument en défaut, même pour les choſes les plus ſimples & qu'il avoit le mieux ſçues, comme les prieres, lire, écrire, &c. étoient, avec la contorſion de la bouche, l'œil éraillé, & l'obſtruction de l'oreille, les ſignes caractériſtiques & les triſtes compagnons de ſon voyage.

Deux ſaiſons qu'il fit en 1755, où les eaux furent employées, avec bien du ménagement, en boiſſon, bains, douches, fomentations, gargariſmes, injections, délierent un peu la langue, réveillerent les facultés intellectuelles, le mouvement musculaire du bras, & presque en entier celui de la jambe. La répétition de ces mêmes exercices en 1756 & 1757, lui ont rendu tous ses sens, sa gaieté, son enjouement & sa premiere vigueur.

XXVI. OBS. Le prince Charles-Auguste des .... à l'âge de seize ans, convalescent d'une fiévre maligne cérébrale, accompagnée de transport, de jectigation dans les artères & les tendons, de mouvemens convulsifs universels, arriva aux eaux, en 1761, pour une paralysie consécutive des extrémités inférieures, telle qu'il ne pouvoit se soutenir sur ses jambes chancelantes & écartées. Il les employa intérieurement & extérieurement, & les quitta cette saison, pouvant se soutenir & marcher seul. Il y revint l'année suivante, & sa paralysie fut emportée radicalement.

Pour conserver une tête si chere, M. Pomme auroit préféré, sans doute, l'eau du Pactole Séquanois.

XXVII. OBS. Mad. la marquise de C.... de la province de Champagne, âgée de dix-sept ans, vive, d'une constitution délicate, fut envoyée à Bourbonne, en 1757, pour une fiévre lente, accompagnée d'obstructions au foie, à la rate, au pancréas & au mésentère ; de vomissemens habituels & continuels de tous les alimens quelconques, de coliques & de mouvemens ſpaſmodiques.

Sa famille, à qui elle étoit devenue très-chère, tant par les qualités du cœur que de l'eſprit, avoit conſulté par-tout, & n'avoit rien négligé pour la tirer de l'état déſeſpéré où elle étoit réduite. Fondans, délayans, apéritifs de toutes eſpeces, échouerent. La ſeule reſſource qui lui reſtoit, après les conſeils & les avis des grands maîtres, étoit les eaux thermales ou minérales; on lui ordonnoit Barèges, Vals, Spa, Forges ou Plombières; mais ſon médecin ordinaire, qui connoiſſoit celles de Bourbonne, décida pour elles. Mad. les but d'abord une année entiere, en mêlant, pendant leur uſage, des intervalles de quinze, vingt jours, un mois, &, de tems en tems, un jour intermédiaire entre chacun de ceux de boiſſon. Cette pratique, ſoutenue du régime le plus ſévère, que ſa ſituation rendoit indiſpenſable, & aidée de quelques minoratifs, les eaux étant priſes à petites doſes, n'apporta, cette premiere année & la ſeconde, que très-peu de changement à ſes maux. Malgré ce peu de ſuccès, elle les continua néanmoins d'année en année, avec un courage & une conſtance peu communes, juſqu'en 1766. La fermeté de ſa réſolution l'a fait triompher de ſon ennemi,

& mis dans le cas de faire la félicité d'un époux qui aujourd'hui la chérit & l'adore. Voici ce que cette dame me fait l'honneur de m'écrire, en date du 27 Novembre 1770.

» Vous sçavez, Monsieur, que je ne » dois mon rétablissement qu'à ma constance. J'ai fait des séjours longs à Bourbonne, qui auroient rebuté ceux qui auroient eu les plus légeres espérances pour » d'autres remèdes ; mais il n'en existoit » aucun pour moi, de l'aveu de M. de » Valdruche, & de plusieurs médecins de » Paris que j'avois consultés, que les eaux : » ils me conseilloient, après avoir bien examiné mon état, celles de Barèges, Vals, » Spa, Forges & Plombières. J'ai usé de » ces dernieres pendant six semaines, sans » en avoir retiré le moindre avantage, au » contraire.

» M. de Valdruche, qui m'a toujours vue, » & en qui j'ai la plus grande confiance, » a toujours persisté pour vos eaux. Je les » ai prises comme vous sçavez, Monsieur, » pendant dix ans de suite. Les quatre premieres années, elles m'ont tiré de l'état » cruel & désespéré où j'étois reduite, ont » fait cesser une fiévre lente qui ne me quittoit pas, ainsi qu'un vomissement général pour tous les alimens solides & liquides, accompagné de colique d'estomac » & intestinale, qui faisoit craindre pour

» mes jours ; d'obſtructions conſidérables » & invétérées qui avoient réſiſté à tous » les fondans les plus puiſſans & les plus » multipliés.

» Voilà, Monſieur, ce que les eaux de » Bourbonne, avec beaucoup d'autres acci- » dens qui ſe joignoient à ma triſte ſitua- » tion, ont détruit, de maniere à ne m'in- » commoder que très-légèrement, jouiſſant » aujourd'hui d'une auſſi bonne ſanté qu'il » ſoit poſſible de l'eſpérer après un état » auſſi critique que celui que je viens d'ex- » poſer. »

Souvent les malades qui viennent aux eaux, ſe perſuadent qu'en quinze jours, trois ſemaines, ou un mois tout au plus de leur uſage, ils doivent être ſoulagés ou guéris ; ſinon, que les eaux ne leur font rien, & ne leur conviennent pas. Y a-t-il de la juſtice de vouloir exiger que des eaux, quelqu'efficaces & énergiques qu'elles ſoient, puiſſent opérer, ſur-tout dans des maladies chroniques & rebelles, ce que les moyens les plus communs, les remèdes les mieux indiqués & les mieux adminiſtrés, n'ont pu opérer pendant bien des années? Il eſt vrai que l'envie de guérir, qui ne connoît point de bornes, lorſqu'elles ne répondent pas à nos deſirs, ſouvent impatiente, décourage le malade & le médecin, & fait jeter le manche après la coignée. Auſſi plusieurs

plusieurs d'entr'eux se sont-ils vus les victimes de leur inconstance & de leur légéreté ; mais du moins que la persévérance de la malade qui fait le sujet de cette observation, serve d'exemple à ceux qui malheureusement se trouvent dans le cas d'avoir recours à quelques moyens curatifs.

XXVIII. Obs. Mad. de L... de S. M. religieuse à la Pitié de Joinville, âgée de vingt-cinq à vingt-six ans, d'un tempérament sanguin, ayant l'esprit vif & pénétrant, étoit affectée depuis plusieurs années d'une pesanteur de tête qui, de tems en tems, devenoit si douloureuse & si vive, qu'il sembloit qu'on la lui perçât. Elle étoit en outre sujette à des frayeurs, des terreurs paniques, des trémoussemens pour les plus petites choses imprévues. Son caractere, naturellement gai dans les momens de calme & de tranquillité, montroit, dans ceux de souffrance, par la tristesse & la mélancolie qui s'emparoit de son ame, deux personnes différentes & opposées. Elle éprouvoit encore fréquemment des anxiétés, des nausées, un vomissement pour toutes sortes d'alimens, des douleurs d'estomac, d'entrailles, une sur-tout dans l'hypocondre droit, qui, en imitant un mouvement d'ondulation, la tourmentoit presque sans relâche. Les moyens connus étant devenus infructueux, on l'envoya aux eaux de Bourbonne, au mois de Mai 1759. Six ſaiſons qu'elle y fit, pendant trois années qu'elle y reſta, employées particuliérement en boiſſon, avec des bains d'un degré de chaleur modéré, le régime & les précautions ordinaires, lui ont fait oublier, ſuivant qu'elle me fait l'honneur de me le marquer, juſqu'au ſouvenir de ſes maux.

» Il eſt vrai, Monſieur, que je ſuis entiérement guérie de tous mes maux ; » mais ſi bien guérie, que j'ai oublié juſ» qu'à la moindre circonſtance de ceux » que j'ai ſoufferts, & ſuis vraiment un » miracle de vos eaux. Ceci eſt auſſi réel » & ſincere que les ſentimens, &c. *Signé*, » de L... de S. M.»

Joinville, le 15 Novembre 1770.

XXIX. Obs. Mlle Folley, de Juſſey en Franche Comté, âgée de vingt-huit ans, d'un tempérament bilieux, naturellement vive & gaie, après avoir eſſuyé le chagrin le plus cuiſant & le plus amer, par la perte d'un pere & d'une mere qu'elle chériſſoit, tomba inſenſiblement dans une langueur extrême. Cet état fut bientôt ſuivi de la perte des régles, d'embarras au foie, de dégoût, de nauſées, de vomiſſement, & d'une très-grande maigreur. Son teint devint verdâtre ; elle avoit le pouls lent & petit, des palpitations, de l'oppreſſion, de la peſanteur à la tête

& des éblouiſſemens. Vers le ſoir, on remarquoit un petit mouvement fébrile, & par intervalle quelques légers mouvemens ſpaſmodiques. Tous ces accidens, contre leſquels ni les conſeils, ni l'exercice, ni les reſſources de l'art, ni l'attention des parens & amis, ne purent rien, ne lui laiſſoient que des idées triſtes & lugubres, & sembloient lui montrer à chaque inſtant le tombeau ouvert ſous ſes pas. Dans cette affreuſe perplexité, on lui conſeilla les eaux de Bourbonne, comme dernier moyen. Elle y arriva dans le milieu du mois de Mai 1758, mais ſans aucune eſpérance, & n'étant diſpoſée à les prendre tout au plus qu'une quinzaine.

Confiée à mes ſoins, je fis de mon mieux pour la raſſurer, & lui obſervai qu'à ſon âge il y avoit beaucoup de reſſource & d'eſpérance; mais que, pour tirer du fruit des eaux, il falloit qu'elle ſe déterminât à y paſſer au moins quatre mois; ce à quoi elle conſentit.

Après lui avoir preſcrit le régime, qu'il ne lui étoit pas difficile d'obſerver à cauſe de ſon dégoût, je la mis à l'uſage des eaux en boiſſon, que je commençai d'abord par deux gobelets de ſix onces chacun, ſervis d'un degré de chaleur tel qu'elle n'en ſentît preſque pas l'impreſſion ſur la langue ni le palais, & à une demi-heure d'intervalle. Après quatre jours, je lui en ordonnai un troisieme, & au bout de six, un quatrieme. Elle les continua ainsi, & avec les mêmes précautions, pendant vingt-deux jours consécutifs ; après lequel tems, je ne les lui fis plus prendre que de deux jours l'un, pendant dix-huit autres jours. Cette saison finie, je la fis reposer un mois, à la fin duquel elle en recommença une autre semblable à celle-ci, qu'elle fit avec la même exactitude. Dans le cours de ses exercices, je lui faisois fondre, de dix en dix jours, deux onces de manne dans son premier gobelet ; & elle prenoit les autres par-dessus, pour lui tenir lieu de bouillon ou de tout autre lavage : cette méthode la purgeoit bien & doucement.

Les premiers vingt-deux jours employés, les vomissemens diminuerent, l'appétit se réveilla ; je lui ordonnai alors de prendre, deux heures après son dernier gobelet, une petite croûte de pain, & un demi-verre de bon vin, au lieu de bouillon, qui est toujours un lavage déplacé après les eaux, de même que le café & le chocolat. Le mois fini, les vomissemens cesserent, & au bout des six semaines les régles parurent.

Dans l'intervalle de ses deux saisons, ses idées affligeantes firent place à la gaieté & à l'enjouement : l'appétit augmenta, les forces se rétablirent ; & elle partagea alors avec ſatisfaction les plaiſirs qu'offroient de tems en tems les étrangers qui étoient aux eaux.

La ſeconde ſaiſon enleva totalement l'engorgement du foie, rétablit parfaitement le flux périodique, l'appétit, le teint & les forces, & lui rendit ſa premiere ſanté.

En reconnoiſſance de ſa guériſon, elle voulut bien, deux mois après, accepter ma main ; & dès-lors cette ſanté, qui m'eſt devenue chere par la qualité d'épouſe aimable & de mere tendre, s'eſt toujours ſi bien ſoutenue, qu'elle n'a ceſſé de faire mon bonheur & ma félicité.

XXX. OBS. Mlle Martinot, de Bar-ſur-Seine, âgée de dix-neuf ans, d'un tempérament phlegmatique, parfois mélancolique, ayant joui de la meilleure ſanté juſqu'à l'âge de ſeize ans, fut ſaiſie, en quêtant à l'égliſe, d'un engourdiſſement douloureux au bras gauche, que l'on regarda d'abord comme une affection rhumatiſante. On lui ordonna en conſéquence des frictions & quelques purgatifs, qui n'apporterent pas le plus petit ſoulagement à ſon état. Bientôt le bras & l'avant-bras s'engorgerent, devinrent œdémateux & tranſparens; l'épanchement & l'infiltration du tiſſu cellulaire, fut portée à un ſi haut point, que la peau du bras s'ouvrit d'elle-même, à ſa partie ſupérieure & antérieure, de la longueur au moins de deux pouces, & auſſi net que ſi l'on eût pratiqué l'ouverture avec le meilleur biſtouri ; l'épiderme quittoit, ſur les bords de la plaie, le corps de la peau. Cette ouverture ne fit point diminuer le bras, quoiqu'elle rendît, pendant pluſieurs jours, beaucoup de ſéroſité : elle ſe guérit enfin, & laiſſa une cicatrice groſſe & ſaillante.

A cet accident, ſe joignit la bouffiſſure du viſage, ſa pâleur, ainſi que celle de toute l'habitude du corps, de la lenteur & de la nonchalance ; du dégoût, de la palpitation, de l'oppreſſion, des terreurs paniques, & de tems en tems une petite toux aigre. Les règles ceſſerent de couler, ou, ſi elles couloient quelquefois, ce n'étoit que pour un inſtant & en très-petite quantité, & ne donnoient qu'une teinte fort légere. Lorſqu'elles paroiſſoient ou vouloient paroître, elle eprouvoit des ſpaſmes univerſels, & parfois des ſuffocations qui n'étoient pas à la vérité de longue durée. Son eſtomac & tout le tube inteſtinal devinrent réfractaires & inacceſſibles à tous les purgatifs. Elle en uſoit néanmoins quelquefois, mais ſans effet & ſans irritation, les digérant comme les alimens. Les apéritifs, les diurétiques, les martiaux, les cataplaſmes & fomentations réſolutives, n'ayant pas eu de meilleur ſuccès, on l'envoya à Bourbonne dans le courant de Mai 1757. On lui fit uſer, ſelon les régles, des eaux en boiſſon pendant quatre mois; elles paſſoient très-bien par les urines. Quelques tems après ſon arrivée, je lui pratiquai, à cauſe de l'enflure de ſon bras, qui étoit énorme, deux cautères aux jambes, & deux ſétons à l'avant-bras malade, ſitués à ſa partie inférieure, interne & externe. Ces moyens réunis aux eaux, ont, en rendant l'eſtomac & les inteſtins dociles aux remèdes, réuſſi à ſouhait, & pleinement triomphé de la maladie.

XXXI. OBS. La veuve Ravier, de Bourbonne, âgée de ſoixante-dix ans, fut attaquée, ſur la fin de 1759, d'une douleur d'eſtomac ſi vive, qu'en fort peu de tems elle ſe vit dans l'état le plus triſte. Ce viſcère ne faiſant plus aucunes fonctions, rejetant les alimens tant ſolides que liquides, entraîna bientôt la perte des forces, & jeta la malade dans l'épuiſement: vive & d'un tempérament robuſte, à peine pouvoit-elle ſe ſoutenir. La peau ictérique & ſa grande maigreur ne préſentoient plus qu'une figure cadavéreuſe & un ſquelette vivant.

L'uſage qu'elle a fait des eaux en boiſſon & à petite doſe, une partie de l'été dernier & à différentes repriſes, ont ſi bien réuſſi, qu'aujourd'hui elle a repris le train ordinaire de ſes occupations.

XXXII. OBS. Jérôme Durand, laboureur à Bourbonne, âgé de ſeize ans, étoit tourmenté, depuis dix-huit mois, d'un vomiſſement continuel pour tous les alimens. Sa violence & ſa durée l'avoit jetté dans un état d'étiſie à faire peur. Les yeux enfoncés, les pommettes ſaillantes, le nez affilé, les tempes creuſées, n'offroient plus qu'une figure hideuſe. Une douleur périodique, qui le prenoit trois ou quatre fois par jour, lui gonfloit l'eſtomac comme un ballon, en lui faiſant décrire au-dehors une tumeur ſaillante, circonſcrite & rénitente. Dans ces inſtans, il ne pouvoit ſoutenir le mouvement de la voiture, ni celui du cheval, ſans beaucoup ſouffrir, & courir riſque de ſe trouver mal. Par-tout où cela le prenoit, ne pouvant ſe tenir de bout, il falloit qu'il ſe couchât juſqu'à ce que cela fût paſſé. A tous ces accidens, ſe joignoient encore des douleurs de tête, une reſpiration difficile & laborieuſe, une conſtipation opiniâtre, & de fréquens borborygmes.

Cette ſituation, que l'on regardoit comme dépendante d'un effort, (cauſe à laquelle le peuple attribue volontiers une partie de ſes maux,) lui fit uſer de quantité de remèdes de bonnes femmes, même recourir à une charlatane des Voſges, qui conſulte ſur l'inſpection des urines, & qui paſſe parmi ces ſortes de gens, (comme beaucoup d'autres uromantiens, fléau d'autant plus dangereux & rédoutable, qu'il dépeuple plus ſourdement,) pour avoir le talent des Sibylles, qui lui en ordonna auſſi de différentes eſpeces, mais auſſi infructueuſement.

Les eaux qu'il but en 1758, avec les mêmes précautions que la veuve Ravier, pendant ſix ſemaines conſécutives, produiſirent un ſi bon effet, qu'elles ont rendu un citoyen & un pere à l'état.

Quelquefois il a eſſayé, pendant leur uſage, de vouloir les porter à quatre gobelets, mais ce n'a jamais été ſans s'en repentir.

Un ami & M. Groſlevin, de Serqueux, village à une demi-lieue de Bourbonne, chirurgien connu par ſes talens & ſa probité, m'ont offert généreuſement matiere à obſervations : celle-ci, comme d'autres de mon premier Mémoire, & pluſieurs de celles qui vont ſuivre, ſont tirées fidèlement de leurs cahiers.

XXXIII. OBS. Le ſieur Royer, négociant à Serqueux, âgé de quarante-ſix ans, d'un tempérament fort & vigoureux, d'un caractere gai, eut, au commencement de Novembre 1765, un dégoût général pour tous les alimens gras; il ne déſiroit alors que des crudités, du fromage ſalé, &c. &

n'en prenoit qu'en très-petite quantite. Il étoit ſans fiévre, ſans douleurs, & avoit le ſommeil aſſez tranquille. Ayant paſſé un mois dans cet état, il devint triſte, rêveur, inquiet; tomba dans la mélancolie, l'amaigriſſement, avec proſtration de forces, & un vomiſſement qui arrivoit conſtamment & réguliérement une heure après avoir mangé, mêlé de bile poracée, & il en rendoit, tous les matins en ſe levant, de même nature. Aucuns ſignes précurſeurs n'annonçoient ce dernier accident, qui ſurvenoit tout-à-coup, & ſe faiſoit ſans effort; la langue belle, la bouche bonne, point d'altération, point de devoiement, rien enfin qui annonçât de la ſabure dans les premiers voies.

Cette ſituation inquiétante, qui arrachoit un pere induſtrieux & laborieux aux ſoins de ſes affaires & de ſa famille, lui fit rompre le ſilence & demander du ſecours. Il s'adreſſa à M. Groſlevin, ſon beau-frere, qui lui fit prendre, à deux différentes fois, l'ipécacuanha, qui évacua beaucoup de bile. Il employa enſuite les ſtomachiques & les carminatifs ſous toutes les formes, combinés avec les délayans, pendant deux mois, ſans aucuns ſuccès.

Voyant que la maladie ne diminuoit point, & connoiſſant les eaux de Bourbonne, il les ſubſtitua à tous les remèdes, les lui prefcrivit dans le courant de Février, & les fit boire pendant quinze jours. Au bout de huit, les vomiffemens diminuerent, de même que le dégoût pour le bouillon.

Huit jours de boiffon au mois d'Avril, les diminuerent encore davantage ; trois femaines au mois de Mai, les éloignerent de maniere qu'ils ne reparoiffoient plus que tous les huit ou dix jours, & rappellerent fon appétit, à-peu-près comme avant fa maladie.

Deux petites faifons, de chacune huit jours en Septembre, ont achevé fa parfaite guérifon, & lui ont rendu une très-bonne fanté, de laquelle il n'a ceffé de jouir depuis ce tems.

XXXIV. OBS. Mad. de la Rue, d'Elbeuf en Normandie, mere tendre, perd un enfant élevé avec foin par elle-même : elle l'apprend, fes entrailles en frémiffent ; à l'inftant fatal, un accès vaporeux s'empare de toute fon ame, fes efprits font aliénés, tout fentiment & tout mouvement font fufpendus pendant douze à quinze heures ; le côté gauche devient hémiple&tique : cet état eft l'avant-coureur de couches prochaines, où, au fecond jour, la mort, dans le même appartement, fe montre pour lui ravir un autre enfant qui lui tenoit lieu de confolation : malgré elle, & pour lui épargner l'horreur d'un nouveau ſpectacle dont on redoutoit les ſuites, on ſéqueſtra l'enfant; les lochies ſe dérangerent, l'enfant réchappe, la mere ne devient point convaleſcente.

Il ſe fit une éruption générale de petits boutons blancs, gros comme des têtes d'épingles, qui dura plus de trois mois; il ſe joignit un dégoût inſurmontable pour le bouillon & la boiſſon : tout le bas-ventre s'embarraſſa; l'eſtomac ne gardoit rien, elle vomiſſoit tout; elle arriva au plus haut degré d'étiſie. Au bout de ſix mois elle alla à Paris, n'ayant que le ſouffle, la peau étendue ſur les os, aréneuſe, & de l'œdème aux jambes : pluſieurs médecins en déſeſpérerent, & ne tinrent compte de ſe charger du traitement.

Elle reſta conſtamment entre les mains de M. Boyer, qui preſcrivit heureuſement l'uſage du ſalep à l'eau, qui n'étoit pas vomi; la ſoif étoit inextinguible, & d'autant plus embarraſſante, que le liquide ne ſe digéroit pas mieux que le ſolide.

Les eaux de Vichi & celles de Paſſy furent employées en boiſſon ordinaire : d'abord elles ſe donnerent par cuiller à café, & au bout de ſix ſemaines on parvint à en faire paſſer deux onces à la fois ou environ; rien n'avançoit. Au bout de trois mois, le voyage de Bourbonne fut réſolu.

Mad. de la Rue y arriva en 1761, on ſervit les eaux le matin, & celles de Buſſang à midi, pour tenir lieu de celles de Vichi & de Paſſy : pendant plus de deux mois, celles de Bourbonne furent bues depuis deux onces juſqu'à ſeize. Les pédiluves, les bains entiers, les purgatifs doux, rares, les laxatifs oloëtiques indiſpenſables, qui réuſſiſſoient mieux que les autres évacuans, ne furent point négligés.

L'affection hémiplectique n'étoit pas diſſipée ; ce n'étoit cependant pas elle qui empêchoit le mouvement progreſſif, non plus que la foibleſſe extrême de la malade : l'eſtomac, le tube inteſtinal, érétiſés, météoriſés ſi douloureuſement, qu'on ne pouvoit toucher le ventre du bout du doigt, dont elle craignoit juſqu'à l'approche, ne lui permettoient pas d'attacher une jupe ; &, en marchant à l'aide de domeſtiques, chaque pas étoit une douleur vive abdominale : le poids des couvertures étoit, malgré les précautions, dur, incommode ; le borborygme le plus importun ſe mettoit ſouvent de la partie.

Les mouvemens ſpaſmodiques des muſcles intercoſtaux, du cœur, jouoient, de tems en tems, la palpitation, le point de côté, la dyſpnée, la fiévre, la lipothymie, le vertige.

Cette année, la malade partit avec très-peu de ſoulagement ; l'année ſuivante en procura évidemment , & la troiſieme beaucoup. Ces deux années, les eaux purgerent, & la premiere point. Le racorniſſement & la ſécheresse de la fibre ſtomacale & inteſtinale, la rendoient indocile. La dyſpepſie , tous les accidens étoient diminués ; on marchoit ferme, on attachoit ſes jupons , on figuroit dans les ſociétés avec avantage. Tout a été depuis de mieux en mieux.

Madame, par ſa lettre du 5 Décembre, écrit : « Ma ſanté eſt forte & robuſte ; j'ai » pris beaucoup d'embonpoint , de la » force ; mes dégoûts étant ceſſés, je » mange de tout généralement, juſqu'à la » croûte de paté, excepté cependant (ce » qui va vous étonner) trois choſes dont je » n'uſe point, le vin rouge, le bœuf, le pain.»

Ce miracle, ſi c'en eſt un, *Dei non conſtat digito, apage*, eſt un bel ouvrage à finir par l'éclatante méthode de M. Pomme ; les choſes ſont plus avancées qu'elles ne l'étoient, il y aura moins de peine.

J'obſerverai avant que de finir, que, dans les premiers tems de la maladie, il y eut un ſymptôme ſingulier, maladie lui-même très-rare, qui n'épargne perſonne, & qui fit mourir Hérodes & Philippe II , roi d'Eſpagne ; le phthiriaſis, maladie bien différente de cet état de malpropreté qui engendre ces poux très-communs, tels qu'on les voit à la tête de quelques enfans, à ceux qui ne portent pas de linge, & aux pauvres qui manquent de tout.

XXXV. OBS. Mad. L. V.... de Péronne en Picardie, ne cherchoit point dans des affections vaporeuses & spasmodiques qui la désoloient, la cause de tous ses maux ; pleine d'incertitudes, elle en accusoit tantôt une, tantôt une autre; c'étoit un écartement des os pubis, survenu à la fin d'une premiere & derniere grossesse, depuis 1749 où elle se maria, qui l'empêchoit de marcher ; quelque tems après les couches, c'étoient des douleurs dans les extrémités inférieures & dans les deux bassins, qui, lorsqu'elles s'aigrissoient, supprimoient le mouvement progressif ; c'étoit un *prolapsus uteri* qui n'existoit pas, ou la foiblesse des os innominés, la mollesse des cartilages qui les tiennent assemblés, auxquelles en vain on opposoit des bandages. Elle crut que l'exercice, excluant une paresse qui n'avoit été que forcée, lui réussiroit mieux, & que ce contraire détruiroit les effets de l'inaction : elle s'y livra de plus d'une façon ; la promenade fréquente, monter, descendre, danser, ne suffirent point. Jeune, ennuyée d'une vie triste, comme à charge, elle résolut, à l'exemple des ouvriers, de porter des fardeaux mieux que ces épaules accoutumées à porter au moulin la moulée; trente fois, à certaines pauſes, elle chargeoit de blé & déchargeoit les ſiennes.

On oublioit ſon inexpérience, ſes habitudes, une complexion peu robuſte, que la vivacité conduiſoit à l'extrême. Ces allées, ces venues, ces fardeaux, devoient fortifier le corps, amener des ſueurs pour purifier le ſang; les ſueurs ruiſſeloient en pure perte, on ne ſe fortifioit point.

Trois ſemaines après ces ſcènes qui ſe paſſoient dans le ſecret d'un grenier, il ſurvint une douleur ſi violente dans la tête, que la malade croyoit qu'on la lui perçoit avec un bâton. (La ſenſation du clou hyſtérique a moins d'étendue, & ſa douleur ne ſe déſigne pas par une expreſſion auſſi forte.) Cette douleur ne duroit pas long-tems; elle ſe renouvelloit pluſieurs fois à différens intervalles, ſur-tout lorſque la malade ſe trouvoit dans des endroits froids. On conſeilla la ſaignée, qui fut taxée d'avoir rendu les douleurs, qui, dans les premieres invaſions, étoient paſſageres, continuelles & ſi terribles, que les cris les plus aigus conſternoient les aſſiſtans. On ne pouvoit les appaiſer qu'en poſant la main ſur ce que la malade déſignoit par un nerf du col, juſqu'à ce qu'il n'y eût plus de mouvement.

Les trapèzes, ces grands plans charnus, larges & minces, ſitués entre l'occiput & le le bas du dos, par leur attache ou jonction commune au ligament cervical, forment une ligne droite assez étroite, qui étoit évidemment cette corde spasmodique, ou le nerf, dont la compression devoit contenir, appaiser ce mouvement avant-coureur, signal des douleurs qui lui étoient presque subordonnées, comme un horloge aux pendules.

Alors la mâchoire se serra, la tête perdit tous ses mouvemens ainsi que les yeux : après les aqueux, les huileux, on mit sur le col du savon noir, on le frotta avec de l'esprit-de-vin & autres drogues, inutilement; on pensa aux eaux de Bourbonne; l'embarras fut d'y envoyer la malade, de la soustraire, autant que cela étoit possible, à la fatigue & au cahotage des chemins : on en vint à bout ; &, au mois de Septembre 1759, elle y arriva dans l'état le plus fâcheux, usant de peu d'alimens, décharnée, ne dormant presque point ou fort mal : elle ne pouvoit se soutenir ; les habits la blessoient: il avoit fallu s'en tenir à une chemise fort ample , & à un grand manteau qui, tombant fort bas, servoit à couvrir le tronc, & à porter fort négligemment une espece de sac ouvert par les deux bouts; les bras, dont elle ne se servoit pas, ne pouvant s'engager dans des manches, & les muscles lombaires & abdominaux ſupporter une ceinture la plus douce & la plus lâche.

Toutes les parties muſculaires de la tête, du col, des épaules, immobiles, repréſentoient aſſez bien, en fixant la tête ſur le tronc, une très-belle ſtatue, qui, animée, avoit la vertu d'exciter la compaſſion la plus tendre. Les crotaphites, les maſſeters, étoient ſi contractés, que rien ne pouvoit les faire céder; ils ne permettoient point à la bouche de s'ouvrir: il falloit, pour nourrir la malade, profiter d'un petit eſpace que laiſſoient entr'elles les dents ſupérieures & inférieures, pour y inſinuer ſouvent & avec adreſſe quelques cuillerées de ſoupe, de bouillon; &, à la faveur d'une inciſive qui manquoit, on y introduiſoit quelque peu de viande hâchée ou coupée très-menu.

Deux ou trois jours après l'arrivée, le bâton, qui avoit coutume de percer la tête, revint ſi rudement & ſi bruſquement, les douleurs furent ſi vives, les cris ſi effrayans, les couleurs ſi hautes & ſi animées, le pouls ſi agité & ſi plein, les poumons & le cerveau ſi ſouffrans, leurs fonctions immédiates & principales reſtant entieres, qu'on craignit, quoiqu'il n'y eût point de fiévre, un engorgement pulmonaire ou cérébral.

On ne parla point des eaux; & la déplétion des vaiſſeaux fut l'indication urgente. Il s'agissoit de vaincre la répugnance de la malade pour la saignée, que, depuis l'époque la plus remarquable de ses douleurs, elle regardoit comme meurtriere, bien résolue de ne la permettre jamais: on réussit néanmoins à la conjurer. La premiere saignée n'opéra rien, la seconde, assez pour la déprévenir; sous quatre jours, elle fut saignée trois fois du bras & quatre fois du pied: le calme prit la place de l'orage le plus furieux qu'elle eût encore essuyé; &, ce qui la surprit, les saignées, malgré la diète & un ou deux purgatifs, parurent lui donner des forces qu'elle n'avoit pas, diminuerent au moins la foiblesse.

La mâchoire se détendit un peu, & on abecqua la malade avec moins de difficulté qu'auparavant. On ne perdit pas un moment; les eaux furent bues: on les servoit à jeûn, comme à l'ordinaire, depuis deux livres jusqu'à trois au plus; la distribution en étoit lente: elles furent continuées huit à neuf jours, & aidées de quelques minoratifs, parce qu'elles poussoient trop par les voies urinaires; ce qui est fréquent chez les vaporeuses, qui, même sans boire, sont exposées à des flux d'urine crue, aqueuse & limpide, excessifs, à l'*instar* des diabètes.

Bientôt on joignit à la boisson les eaux topiques d'une chaleur modérée; les pédiluves, les fomentations ſur toute la tête, les douches par-tout, le ſommet de la tête excepté, les bains entiers, rien ne fut omis ou négligé: cet uſage intérieur & extérieur des eaux, placé le matin de préférence, auquel on donnoit une heure & demie ou deux heures, fut continué un mois ſans interruption: les pédiluves & les fomentations ſe répétoient le ſoir avant le ſommeil, & quelquefois l'envie de guérir ramenoit furtivement les bains & les douches du matin.

Cette envie, lorſqu'elle ne connoît point de bornes, agite le malade, & fait naître une multitude de queſtions peu néceſſaires: la malade vouloit recevoir la douche ſur le ſommet de la tête; on ſi oppoſoit; on lui diſoit qu'à Bourbonne il y avoit quelques exemples qui dépoſoient contre elle en pareille circonſtance; que cela ſuffiſoit pour s'en tenir à un moyen plus ſûr, moins équivoque; que les loix du mouvement donné n'étoient pas aſſez connues pour répondre que la percuſſion d'une douche perpendiculaire, & le poids de la colomne, rélativement à ſa baſe & à ſa hauteur, ne donneroient pas, malgré le crâne, de commotions, de contre-coups, à des organes délicats, peu connus eux-mêmes; qu'au moins ſa chaleur, qui eſt au-deſſus de celle des fomentations, influeroit ſur la circulation des ſinus voiſins, pourroit l'altérer, &c. *Mente paſtâ*, la capitulation finit là.

Les vaporeuſes ſont inquiètes, jouiſſent peu d'une tranquillité conſtante ; celles qui ne voient que par les yeux de la douleur, ne peuvent en avoir.

La maſtication rentra inſenſiblement dans une partie de ſes droits ; les forces, au lieu de diminuer par les exercices précédés de ſept ſaignées, ſe ſoutenoient ; l'infatigable malade eſſuya encore quelques bourraſques ſpaſmodiques & douloureuſes, qui n'eurent que peu de ſuite ; &, après ſix ſemaines au plus de ſéjour, elle partit, commençant à marcher volontiers, avec appétit, ouvrant la bouche d'un pouce, remuant la tête, les bras, &c.

Pendant l'hiver, elle fit de nouveaux progrès, & revint, en 1760, répéter l'uſage des eaux : elle étoit droite, aſſez graſſe, marchoit, mâchoit, mangeoit bien ; ſe mêla à la bonne compagnie, dont elle fit l'agrément & l'étonnement.

Depuis, elle ſe trouve de mieux en mieux, & ſe porte autant bien qu'il eſt poſſible, avec beaucoup d'embonpoint ; &, comme tant d'autres, pour toutes précautions, elle ne fait que ſe purger de tems en tems, avec un draſtique auquel elle a donné toute ſa confiance.

XXXVI. OBS. M. Marechal, religieux

Augustin à Châlons en Champagne, se rendit à Bourbonne au mois de Juillet 1766, pour un tremblement convulsif universel & ancien, qui affectoit particuliérement le côté droit, & qui le mettoit dans le cas de ne pouvoir se servir, boire & manger sans qu'on l'aidât : il falloit, quand il vouloit porter un verre à sa bouche, qu'on lui soutînt le poignet & l'avant-bras, pour que la liqueur ne se répandît pas. Sa vue étoit affoiblie de maniere que, ne voyant plus les objets que très-confusément & indistinctement, il ne pouvoit plus lire, écrire, ni s'acquitter des devoirs de son état. Cette situation & ses jambes vacillantes lui permettoient à peine de se transporter d'un endroit à un autre, sans courir risque de tomber ou de se heurter à chaque pas. L'éréthisme de l'estomac & des intestins avoit presque aboli toutes les fonctions de ce viscere, l'exposoit à des borborygmes fréquens, douloureux ; à des bâillemens, des pandiculations, des bourdonnemens d'oreilles.

Le non-succès des remèdes de toutes especes qu'il avoit mis en usage, le faisoit flotter entre la crainte & l'espérance sur celui qu'il alloit employer, & de tems en tems l'absorboit par les réflexions les plus tristes & les plus accablantes.

Cependant quatre mois d'usage intérieur

& extérieur des eaux, soutenues du régime le plus sévère, & aidées de quelques minoratifs, ont dissipé & sa maladie & ses idées lugubres. Voici la confirmation de son parfait rétablissement.

MONSIEUR,

» C'est dans la joie de mon ame que j'ai » l'honneur de vous assurer que je jouis » de la meilleure santé possible ; je dois rendre justice à vos eaux, en publiant à tout » l'univers, que l'effet qu'elles ont produit » sur moi semble tenir du miracle, & que » ce n'est que de leur salubrité, efficacité, » & d'elles seules, que je tiens ma parfaite guérison, puisque, d'une multitude » de remèdes que j'ai tentés, aucuns n'ont » opéré le plus petit changement. Je suis » non-seulement & radicalement guéri de » mes yeux, mais encore de mon tremblement & extrême débilité d'estomac, » triple incommodité que j'avois depuis » long-tems.

» J'ai observé scrupuleusement le régime » que vous m'avez prescrit, & que je crois » nécessaire & indispensable à quiconque » veut guérir.

» J'ai l'honneur d'être, &c. *Signé*, Frere » MARECHAL, Augustin. »

Châlons, le 20 Décembre 1770.

BIBLIOTHEQUE ROYALE 1

Si M. Pomme se fût trouvé à Bourbonne, & qu'il eût vu les deux malades dont il est ici question, il n'auroit pas manqué de dire que Mad. L. V. non pas le premier jour qu'elle fut purgée avec nos eaux, mais qu'elle les eut respirées, & fut saisie, au grand étonnement du médecin qui s'en étoit chargé, d'accidens si graves & si sérieux, qu'il auroit fallu, après les saignées, une copieuse boisson d'eau de poulet, pour la sauver du danger auquel on l'auroit aveuglément exposée; & que ces eaux, dans ce cas, comme dans celui de M. Marechal, agiroient avec trop de fouge, & ne manqueroient pas de produire de funestes effets; que le zèle qui l'anime, & son intérêt pour le bien public, l'engagent à le prévenir sur les dangers des eaux thermales dans la cure de ces maladies; & que ce n'est qu'avec grande précaution qu'on peut s'en permettre leur usage intérieur lorsqu'elles se compliquent avec d'autres vices. Eh bien! qu'ici il soit étonné, mais que ses exclamations, son zèle, son spécieux & chimérique racornissement, ainsi que son intérêt, s'évanouissent; ou qu'il nous racornisse toutes les facultés intellectuelles, s'il a envie de nous convertir en faveur de son systême.

XXXVII. Obs. Madame de P.... vint aux eaux, en 1766, pour une colique chronique, ſtomacale, flatueuſe-ſpaſmodique, qui la quittoit par intervalles plus ou moins éloignés, qui la reprenoit avec une violence preſque toujours égale. Pour abréger, nous renverrons aux ouvrages d'Hoffmann, ceux qui ſeront curieux de s'inſtruire des détails de cette affreuſe maladie (*a*).

Elle uſa des eaux en boiſſon pendant un mois, en petite quantité, tantôt comme altérantes, tantôt comme laxatives, & s'en retourna.

Elle dit, par ſa lettre du 24 Novembre 1770: « Les violentes coliques deſquelles » j'étois travaillée depuis long-tems, qui at» taquoient mes nerfs, ſont guéries par vos » eaux. »

M. Pomme (*b*) ſe jette dans un pompeux étalage, pour nous apprendre que, dans la colique hyſtérique, on applique des topiques froids, & nous parle d'Amatus, Zacutus Luſitanus, Ludovicus Septalius, Hoffmann, &c. pour prouver avec importance, qu'une compreſſe, par exemple, trempée dans de l'eau froide, eſt un bon remède contre cette colique, parce que c'eſt de l'eau froide, parce que c'eſt de l'eau

(*a*) *Fridericus Hoffman, de dolore cardialgico, ſpaſmodico & flatulento, Cap. II*, Tome V, page 221.

(*b*) Traité des Affections vaporeuſes des deux ſexes, Tome I, page 105.

commune & non thermale, parce qu'Hoffmann ne la désaprouve pas tout-à-fait: *Frigida exteriùs applicata non penitùs improbanda.*

C'est ainsi qu'abusivement on se donne des maîtres, des juges qu'on écoute, qu'on récuse, dont on se pare, selon le besoin qu'on en a, *ad populum phaleras.* Pourquoi M. Pomme nous cache-t-il avec tout le soin du silence, qu'au chapitre cité & ailleurs, Hoffmann regarde comme remède principal & préservatif, l'usage intérieur & extérieur des eaux thermales?

Je laisse à penser tout ce qu'on voudra de cette réticence vitieuse, qui n'est pas d'un candide cosmopolite, d'un citoyen, d'un physicien, d'un médecin, qui doit respecter la simplicité des novices dans l'art de guérir: *Debetur puero reverentia.*

Si la crainte des spasmes étoit une contre-indication des eaux thermales, dans la colique hystérique, l'éréthisme spasmodique de l'estomac & de ses orifices, sur-tout du pylore, étant plus grand dans la colique stomacale flatueuse-spasmodique, que dans la colique hystérique, la contre-indication seroit plus grande.

Dans la colique hystérique, le spasme ne s'oppose pas à la dilatation de l'estomac comme dans l'autre; nous voyons des estomacs, dans la colique hystérique, tendus comme s'ils étoient soufflés, relevant la région épigastrique & en partie les voisines, formant une tumeur circonscrite & prominente presque herniaire, que la main suit dans son pourtour, & feroit rentrer; si la douleur & l'étouffement ne l'empêchoient.

Dans l'autre, la convulsion ne permet pas cette expansion des membranes stomacales; elle est au plus haut degré d'intensité, avec des douleurs plus vives & plus suffocantes, qui ne permettent que peu ou point d'éructation, qui, hors de l'accès, est libre, fréquente, fatigante : l'estomac trop resserré & contracté ne fait point de saillie; on ne peut le toucher du bout du doigt; l'intromission du liquide même par cuillerée, est difficile ou impossible, augmente la convulsion, la douleur, la suffocation, &c.

Madame de P.... nous donna à Bourbonne ce spectacle qui avoit été à Besançon tant de fois plus triste, & si cruel, qu'après avoir mis en usage les meilleurs moyens curatifs & prophylactiques, même des eaux minérales, sous les yeux & par les conseils de son ami M. Rougnon, professeur en Médecine, connu par plusieurs ouvrages, dont un sur l'irritabilité des nerfs, elle se détermina au voyage de Bourbonne.

XXXVIII. OBS. Madame S.... près

Gray en Franche-Comté, âgée de dix-ſept ans, d'un tempérament ſanguin, vive & naturellement gaie, étoit tourmentée, depuis deux ou trois ans, d'une colique hyſtérique, accompagnée de vomiſſemens preſque continuels pour les alimens, ſoit ſolides, ſoit liquides : à peine étoient-ils deſcendus dans l'eſtomac, que ce viſcère ſe dilatoit & ſe gonfloit ſi prodigieuſement, qu'il falloit auſſi-tôt qu'elle deſſerrât ſes habillemens pour en faciliter l'expanſion & ſe ſoulager. Alors, les régions épigaſtrique, hypogaſtrique, même les hypocondres, ſe ſoulevoient & repréſentoient une tumeur ballonée, dont le pourtour étoit très-bien tracé & circonſcrit. La nonchalance, la difficulté de reſpirer, les anxiétés, les nauſées étoient les triſtes compagnes de cet état, & duroient juſqu'à ce que le vomiſſement & le relâchement ſurvinſſent. A meſure que l'eſtomac s'évacuoit, les ſymptômes ci-deſſus diminuoient; mais ils étoient ſuivis de grouillemens, de tiraillemens, de douleurs d'entrailles, de borborygmes, que des éructations diſſipoient pour faire place à ſon enjouement & à ſa vivacité ordinaire.

A l'approche de ſes régles qui ne couloient qu'en petite quantité, ou à l'occaſion du plus léger chagrin, elle éprouvoit des ſuffocations allarmantes, des ſpaſmes, des convulſions univerſelles, la perte de la voix & de la connoiſſance.

Les remèdes ordinaires, la diſſipation, l'exercice à pied & à cheval, ayant été tentés inutilement, on l'envoya aux eaux de Bourbonne en 1762.

Elle les prit pendant cette ſaiſon à petites doſes, & particuliérement en boiſſon; les répéta trois autres ſaiſons, après leſquelles, & avec les précautions uſitées, elle a été entiérement délivrée de ſa maladie.

XXXIX. OBS. Mademoiſelle de Montaron, femme-de-chambre de Madame de Meaux, âgée de vingt ans, d'un tempérament ſec & phlegmatique, fut attaquée, en 1765, ſix mois après une couche, n'ayant point eu pendant ce tems ſes régles, de mouvemens ſpaſmodiques & convulſifs ſur tout le côté gauche, ſuivis d'un ſerrement à la gorge, & de perte de connoiſſance qui dura quelques heures. Revenue de cet état, elle reſſentit de l'engourdiſſement & de la foibleſſe dans le bras qui avoit éprouvé les mouvemens convulſifs. Une ſaignée faite à cette partie malade l'affoiblit encore, une autre au pied diſſipa cet accident; mais les nerfs, depuis cette premiere attaque, reſterent ſi mobiles & ſi ſenſibles, que la plus légere inquiétude, la plus petite frayeur lui cauſoit des révolutions subites qui lui faisoient éprouver un mal-être, des angoisses, des suffocations qui, en la jetant dans les plus tristes réflexions, empoisonnoient tous les momens de sa vie par la crainte d'une mort prochaine & anticipée.

Quarante jours d'usage des eaux, en boisson seulement, & modérées pendant les mois de Juin & Juillet dernier, étant avec madame à Bourbonne, ont dissipé & ses craintes & sa maladie.

XL. OBS. Dans le courant du mois d'Octobre dernier, est arrivée à Bourbonne mademoiselle Cornibert, de Gray en Franche-Comté, âgée de dix-sept ans, d'un tempérament phlegmatique, triste, sombre & mélancolique, ayant le teint pâle, blafard, bien réglée; hémiplectique depuis un mois, à la suite d'un accès spasmodique & de violentes douleurs de tête; qui, après cinq semaines de boisson des eaux, de quelques pédiluves & minoratifs, s'en est retournée marchant, travaillant, & moins rêveuse, se proposant de venir perfectionner sa guérison le mois de Mai prochain.

Mademoiselle Cornibert, aujourd'hui 21 Mai 1771, de retour pour sa seconde saison, à un peu de foiblesse près du côté malade, qui ne s'apperçoit point en marchant, est dans le meilleur état possible.

Depuis ſon départ de Bourbonne, elle n'a fait d'autre remède que ſe purger tous les mois.

XLI. OBS. Sur les apparences, être eſtimé & ſe croire paralyſé, être traité comme tel, ſi le grand zigomatique, le buccinateur & l'orbiculaire des lèvres ſont dans cet état de ſpaſme conſtant qui fait tourner la bouche, eſt un cas qui ſe préſente ſouvent. M. Berthelot, baron de Baye, lieutenant général des armées du roi, commandeur de l'ordre de S. Louis, ancien commandant des deux compagnies de Cadets gentilshommes de Sa Majeſté feu le roi de Pologne, & grand bailli d'épée de S. Diez, en 1763, jouant aux cartes, & avec la meilleure ſanté d'ailleurs, fut ſurpris, ſans aucuns ſignes précurſeurs, d'une contorſion de la bouche, qui donna l'allarme aux joueurs, à ſa famille, &c. Dans moins de la huitaine, il partit pour Bourbonne.

Tout ſe paſſa du côté gauche de la face; la bouche tourna de la gauche à la droite du viſage; l'eau, en gargariſant, ne pouvoit être pouſſée du côté gauche au côté droit; la rencontre des dents ſupérieures avec les inférieures étoit imparfaite, gênante, non réguliere; le ſifflement & la maniere de cracher ne s'exécutoient pas avec la liberté & la direction naturelles; le ſon de la voix, ni plus forte ni plus foible, étoit changé, ſembloit partir d'un endroit plus profond que le goſier, *ab ilice cavâ;* un écoulement involontaire de la ſalive qui accompagne ordinairement la paralyſie de la bouche, n'avoit point lieu, non plus que la déglutition forcée pour ce liquide, ſi ſon excédent ne s'épanche pas en entier par un des coins de la bouche.

Le muſcle orbiculaire, dans ſes portions palpébrales ſupérieures & inférieures, étoit bandé ſur tout le globe de l'œil gauche, (dans la paralyſie, l'œil droit auroit été l'affecté,) les tarſes étoient épais & rouges; le releveur propre de la portion ſupérieure ne pouvoit contre-balancer ſa tenſion ſpaſmodique, d'où l'œil, quoique bon, paroiſſoit enfoncé, plus petit que l'autre de moitié, ne s'ouvrant point & ne ſe fermant point complétement.

Pendant un mois, M. Berthelot uſa des eaux en boiſſon, bains, douches, fomentations, gargariſarions, collyres; tout lui réuſſit: il partit de Bourbonne, ouvrant mieux l'œil, la bouche, ſe redreſſant ſenſiblement; il fit des progrès ultérieurs, & revint l'année ſuivante, non défiguré, guéri ſans récidive.

Bien entendu que les eaux topiques furent appliquées au côté gauche de la face, & non du côté droit; ce qu'auroient exigé des

des ſymptômes paralytiques, & une contorſion de la bouche toute différente.

Il n'eſt pas moins eſſentiel de remarquer que ces topiques, qui ne furent point ménagés, ſans donner dans les excès répréhenſibles de l'uſage de l'eau commune ou autre, auroient rengrégé une fluxion catharrale récente.

XLII. OBS. M. le marquis de Mondrainville, fort vigoureux, au-deſſous de l'âge de cinquante ans, hémorroïdaire d'ancienne date, depuis quelques temps, éprouvoit, ſans dérangement de ſanté, une ceſſation du flux hémorroïdal, qui juſques-là avoit été aſſez vague, non périodique & menſtruel. En 1768, il eut une grande & longue diſparate d'environ deux heures, qui l'étonna auſſi peu, qu'elle conſterna beaucoup ſes amis & ſa famille, qui de tout côté agiſſoient ſans lui & demandoient conſeil; Paris prononça pour les eaux de Bourbonne.

Cédant à l'intérêt public, à la tendreſſe de ſes proches, aux inſtances de ſes amis, de Caen en Normandie, il y vint en 1769, complaiſamment, ne ſçachant pourquoi, proteſtant qu'il ſe portoit mieux que jamais, qu'il lui avoit fallu obéir pour ne fâcher perſonne : il avoit cependant la voix moins forte que du paſſé, les jambes moins fermes, la viſiere de l'œil gauche légérement affectée ; dormant & mangeant bien au reste ; & plus satisfait & plus gai que jamais.

Entr'autres ressources, comme il s'étoit agi d'une vieille gale, mal guérie pendant ses campagnes, qu'il regardoit comme un rêve, quoiqu'elle eût porté sur les poumons autrefois, on lui avoit proposé un cautere ambulant, fait avec des mouches, qu'il ne voulut pas souffrir.

Il fit deux saisons, chacune d'un mois, avec un moindre repos intermédiaire. La premiere, qui fit employer la boisson & les bains, se passa bien : la seconde ne lui ressembla point ; il y eut des accidens graves & effrayans pour les assistans, jamais pour le malade.

Si la triste & soucieuse prévoyance, l'envie de faire des remèdes décélent l'affection hypocondriaque, la sécurité pleine & confiante qui les éloigne, qui en marque le besoin, qui enleve le sage aux précautions sages, indique un ébranlement dans le genre nerveux, qui peut être aussi fâcheux qu'un autre dans ses révolutions. Cette disposition, moins commune que la premiere, au milieu de la seconde saison, fit éprouver au malade quelques mouvemens convulsifs à l'œil affecté & à la face du même côté ; il ne s'en apperçut point ; la compagnie, seule témoin de ces mouvemens extraordinaires & irréguliers, l'engagea à se retirer & le conduisit chez lui.

Les eaux furent suspendues, le cautère remis sur le tapis. Dans ces entrefaites, un délire sourd, fugitif, qu'on distinguoit à peine, quelques mouvemens involontaires, rares au bras gauche, furent suivis d'une apoplexie sympathique, avec tout le cortége de l'apoplexie foudroyante.

Elle dura trente-six heures, au bout desquelles le malade qui avoit été saigné du bras, du pied, sans sentir la plus petite douleur qu'auroient dû exciter des coups de lancette répétés, & profondément enfoncés, revint à lui aussi promptement qu'il étoit tombé dans ses accidens, sans se souvenir de rien. Avant eux, les axes visuels étoient devenus inégaux; ce qui se lisoit, étoit lu plus haut qu'à sa place; la plume commençoit une ligne, pour la finir une ligne plus haut ou l'entre-mêler de mots placés au-dessus d'elle, &c. Ce défaut resta.

On avoit eu recours de bonne heure, par un exposé fidèle & détaillé, au conseil de Paris, qui insista sur l'application des mouches cantharides, & la continuation des eaux; ce qui fut exécuté.

M. de Mondrainville partit avec son cautère, l'inégalité de la vue; &, par sa lettre du 29 Novembre 1770, il écrit: » Je ne puis trop me louer des eaux; j'ai » oublié l'équivoque de mes yeux : arrivé

» à Paris, les rayons visuels étoient réu-
» nis au même centre, & je n'y ai connu
» depuis aucune incertitude. J'ai gardé assez
» long-temps les mouches, & il y a plus
» de six mois que je ne m'en sers plus; je
» ne connois pas le plus petit mal de tête,
» & je me porte à merveille. Ce détail
» est aussi vrai que les sentimens avec les-
» quels &c. »

XLIII. Obs. La paralysie & le spasme des yeux ont leurs causes procatartiques: si elles sont assez violentes pour porter sur la totalité & la profondeur des globes, une paralysie incurable ou la goutte-sereine (*amaurosis*) en est la suite; si elles le sont moins, si elles n'irritent ou blessent que quelques parties intérieures ou adjacentes des globes, si l'irritation ou la lésion sont imparfaites, si l'atonie ne prend point la place de la secousse & du spasme, les accidens consécutifs peuvent finir heureusement: les coups de soleil en fournissent des exemples.

M. de Vassimont, président à la Chambre des Comptes de Bar-le-Duc, resta exposé à un soleil fort, la veille de la Pentecôte: le lendemain, au réveil, se portant bien, il vit double; & la paupiere supérieure étoit bandée sur le globe, sans que son releveur pût le dégager; l'œil étoit fermé à moitié.

Il vint à Bourbonne en 1765, un mois après, où il resta trois semaines pour boire & doucher. La douche ordinaire étoit reçue vingt minutes sur la nuque, & ensuite on la servoit sept minutes, à la grosseur d'un tuyau de plume, à jet continu sur la paupiere; on y joignoit la baignoire de l'œil. Il y reçut quelque soulagement.

A deux lieues de Bourbonne, à son arrivée de nuit à l'abbaye de Morimont, entrant dans une salle, il y vit les lumieres & autres objets à l'ordinaire, sans mêlange & sans duplicité.

Il n'a eu depuis aucune douleur, aucun ressentiment, aucune incommodité à l'œil, & continue à jouir de sa bonne santé; ce sont ses propres expressions.

XLIV. OBS. M. de Saint-Marc, secrétaire du Roi, munitionnaire général des vivres méridionaux, usa des eaux de Bourbonne avec succès, en 1766, pour contorsion spasmodique de la bouche; il ne s'en est point ressenti depuis, malgré un travail immense & journalier : il est en Corse actuellement pour les affaires du Roi. On lui avoit appliqué à Paris des mouches cantharides.

Obstructions & autres Maladies chroniques.

XLV. OBS. M. Pomme, après avoir

blâmé, je ne sçais où, Baglivi, & l'avoir approuvé, se place entre Sydenham & Boerhaave, pour donner raison à l'un ou à l'autre (*a*). Boerhaave, dit-il, n'a jamais voulu reconnoître d'autre cause de la jaunisse périodique, que l'épaississement de la bile; Sydenham croyoit que les couloirs du foie se bouchoient plus d'une fois sans vice de la bile, & simplement par le rétrécissement de leur calibre.

M. Pomme, étonné qu'on laisse la question indécise, la résout en faveur de Sydenham, & fournit preuve de la solidité de son systême, (un systême! à ce grand homme qui abhorroit l'esprit systématique, & qui lui a, en quelque sorte, porté le dernier coup!) par une guérison dûe aux délayans, à l'exclusion des stimulans.

Sans entrer dans aucune discussion sur cette guérison que je revendiquerois, que les eaux minérales auroient opérée, madame la comtesse de B.... qui vint à nos eaux, en 1765, pour une jaunisse périodique, après avoir employé les délayans, même les eaux de Vals, les bains domestiques, pendant très-long-temps sans aucun soulagement, fut guérie par l'usage des stimulans, suivi de celui de nos eaux en

(*a*) Page 393 de son Traité, quatrieme édition, Tome II.

boiſſon, où elle reſta un mois, par les conſeils de M. Athalin, profeſſeur en médecine en l'univerſité de Beſançon, & de M. Bouvenot. Toutes les fois que cette jauniſſe ſurannée ſe montroit, elle amenoit les douleurs les plus vives, laiſſoit tout le corps roué & fatigué : elle étoit auſſi réguliérement périodique qu'une fiévre intermittente; ſe paſſoit, comme elle, pour un tems, &, comme elle, revenoit pour un autre tems : les régles ne couloient point.

XLVI. OBS. M. de V.... avoit eſſuyé plus d'une colique hépatique, & quelquefois le véritable ictère, des embarras au foie. M. Sallin, ſon médecin, oppoſa à ſes accidens tout ce qui eſt de l'art; hépatiques, amers, délayans; ils ne cédoient pas entiérement : il accuſa la véſicule du fiel, crut qu'elle contenoit de la bile épaiſſie, concrète & même calculeuſe; il l'envoya aux eaux en 1767.

Il arriva dans le maraſme, avec l'ictère noir, menacé de la derniere cataſtrophe. Il buvoit les eaux depuis une livre juſqu'à quatre par matinée : au quinzieme jour de boiſſon, le malade eut de la tenſion à l'hypocondre droit, & à une grande partie de l'épigaſtre; des flatuoſités, des nauſées, le vomiſſement, des anxiétés, le reſſerrement de la poitrine, des douleurs & des exacerbations plus cruelles que jamais. Il étoit trop foible pour soutenir le bain : on appliqua un cataplasme de boues minérales sur la région du foie. (Dans ce cas, il tient lieu d'émolliens & de bain partiel.) Dans le jour, des déjections bilieuses, gluantes, abondantes, plus fréquentes, tantôt vertes, tantôt jaunes, dégagerent successivement la région du foie ; & une pierre biliaire très-dure, du volume d'une grosse aveline, qui avoit forcé l'ouverture étroite du conduit cholédoque dans le tube intestinal, s'y trouva confondue avec des pelotons de bile poisseuse ou coagulée.

Le lendemain, le malade se trouva mieux que lorsqu'il étoit arrivé ; il continua sa boisson encore quinze jours, & recouvra sa santé, qui vraisemblablement auroit été constante, si un régime aussi inconsidéré qu'indiscret n'eût depuis peu aiguisé le ciseau d'Atropos.

On peut voir sur les pierres biliaires, cause commune des coliques hépatiques qu'elles produisent presqu'inévitablement, qui se sont rencontrées jusqu'à trois cents où d'ordinaire la vessie urinaire n'en contient qu'une, amenée plus souvent que née dans sa capacité, les Mémoires de l'Académie de Chirurgie, F. Hoffman, M. Lieutaud qui, énumération faite des remèdes, finit par avertir que les eaux minérales, tant froides que thermales, doivent être préférées à tous ces remèdes (*a*).

XLVII. OBS. Le nommé Joseph, de Vaudrey en Franche-Comté, âgé de vingt-cinq ans, portoit depuis plusieurs années une obstruction aux deux lobes du foie, si considérable, que leur volume occupoit l'hypocondre droit, la région épigastrique, l'hypocondre gauche, dépassoit de plus de quatre pouces les fausses côtes, & recouvroit tout l'estomac. Le cartilage xiphoïde recourbé en dehors, le ventre très-élevé & tendu, représentoit celui d'une femme grosse de neuf mois; le degré d'engorgement étoit si grand, que les parties obstruées offroient sous les doigts, en les palpant, une résistance semblable à une pierre ou tous autres corps durs.

La peau plombée, le blanc des yeux couleur de suie, la bouche pâteuse, amere, ainsi que la salive, la respiration lourde & difficile, les anxiétés, les nausées, les lassitudes, le pouls petit & concentré, une soif vague, une constipation opiniâtre, le sommeil inquiet & agité, le dégoût, l'air sombre & mélancolique, sembloient bientôt annoncer la destruction du malade.

Allarmé avec juste raison sur son sort,

(*a*) Précis de Médecine pratique, page 594, Tome I, troisieme édition.

& attaché à la vie, malgré sa situation pénible & misérable, il consultoit par-tout, partout demandoit du secours, & fit une multitude de remèdes sans succès. Des personnes charitables l'adresserent à feu M. Normand, médecin à Dole, qui, après un examen sérieux, lui conseilla les eaux de Bourbonne. Quelques secours que la charité lui procura, le mirent en état de faire ce voyage; il s'y rendit au mois de Mai 1758.

Le lendemain de son arrivée, je le mis à l'usage des eaux en boisson, qu'il commença par deux gobelets de sept onces chacun, bus à trois-quarts d'heure d'intervalle, & augmentés de deux en deux jours, avec les mêmes précautions, jusqu'au nombre de huit.

Au bout de vingt jours, je mis un jour intermédiaire entre chacun de ceux de boisson, & les lui fis encore continuer ainsi vingt autres jours, pendant lesquels je lui fis prendre quelques minoratifs qui ne produisirent que très-peu d'effets; mais les urines fournissoient abondamment.

Pendant son mois de repos, pour recommencer ensuite une autre saison, il fut attaqué de la rougeole qui étoit épidémique à Bourbonne. Son invasion s'annonça par des symptômes qui me firent appréhender pour lui une fiévre ardente. Un délire sourd accompagné de disparates, une reſpiration très-pénible, un mal de gorge ſuffocant, m'embarraſſoient ſur l'application de la ſaignée, à cauſe de ſon état. Cependant je cédai aux accidens les plus preſſans, & lui en fis deux, malgré les bonnes femmes qui me dirent que j'allois le tuer, qu'il valoit mieux lui donner du vin; (opinion que l'on a encore bien de la peine à vaincre parmi le vulgaire:) elles apporterent du calme. Une ſimple tiſane légérement nitrée, & quelques lavemens émolliens, firent tranquillement parcourir à la maladie tous ſes périodes, & le mirent en convaleſcence.

Bien rétabli, je lui fis faire une ſeconde ſaiſon, en tout ſemblable à la premiere, après laquelle il partit un peu ſoulagé. Pendant l'hiver, il éprouva encore du mieux, & fit quelques petits ouvrages: l'année ſuivante, il vint répéter ſes mêmes exercices, qui lui réuſſirent très-bien. Depuis ce tems, quoiqu'il lui reſte encore un léger embarras au grand lobe, il s'eſt livré à tous les ouvrages les plus pénibles, qu'il a très-bien ſoutenus.

XLVIII. OBS. Le nommé Antoine Grillot, du même village, âgé de vingt-quatre ans, à-peu-près dans le même cas que Joſeph, après avoir uſé des eaux de Bourbonne, comme lui, pendant les années 1760, 1761 & 1768, a été guéri.

XLIX. Obs. Mad. G.... de Dijon, âgée de vingt-cinq ans, ressentoit depuis quelques années une douleur sourde, profonde, dans la région iliaque gauche, qui s'étendoit à l'aine & à la partie supérieure & antérieure de la cuisse du même côté, avec difficulté de se mettre à genoux & de se tenir bien droite. Insensiblement, elle augmenta & devint plus gênante : il falloit, pour qu'elle souffrît moins, qu'elle desserrât ses jupons, & s'assît de maniere que les cuisses fléchies fissent angle aigu avec le tronc.

Cette douleur, que dans son principe l'on regardoit ou comme un épanchement laiteux dans la duplicature du ligament large, ou comme une sciatique naissante, fit employer les remèdes connus & usités en pareil cas, mais sans succès. Leur inutilité engagea à examiner & palper les choses avec toute l'attention possible. On reconnut alors que la maladie étoit une obstruction de l'ovaire, pour laquelle on tenta encore en vain les apéritifs & les fondans intérieurement & extérieurement. Le progrès de la maladie, sous l'usage même de ces remèdes, détermina son conseil à l'envoyer aux eaux de Bourbonne, en 1763. L'ovaire étoit alors gros comme une demi-bouteille.

Mad. G.... les employa cette année en boisson, bains, & application de boues,

Elle eſt venue encore les répéter de la même maniere deux autres années, après leſquelles elle s'eſt trouvée guérie.

L. OBS. Mad. Borel, de Neuchâtel en Suiſſe, vint aux eaux en 1763, menacée d'une phthiſie ſymptomatique; une toux opiniâtre, qui excédoit les bornes d'un rhume ordinaire, qui avoit ſes quintes vives & journalieres, alloit toujours en augmentant; les jambes diminuoient toujours de plus en plus, & le reſte du corps à proportion: elle étoit pâle, jaune, avoit perdu ſes couleurs naturellement rouges, animées par le feu de la jeuneſſe; ſes crachats changeoient de goût, devenoient un peu amers, il s'y mêloit quelque teinte de ſang; une fiévre lente, qui avoit des exacerbations nocturnes qui troubloient le ſommeil, étoit de la partie, avec douleur dans la poitrine, & un appétit vague; les ongles devenoient crochus; les cheveux tomboient.

A cet état, étoit jointe une obſtruction au foie, bien plus ancienne que lui de près de deux ans; les règles ne couloient plus.

M. de Sault (*a*) dit que, dans la phthiſie, il a conſtamment trouvé des embarras très-conſidérables dans le foie; qu'il eſt ſurpris de ce que les auteurs n'en aient point fait mention; que cette attention eſt impor-

(*a*) Pag. 338, Tome I.

ante, rélativement aux vues curatives qu'il prétend, comme quelques autres, remplir par les apéritifs. On avoit encore affaire à une petite gale séche, (*scabies canina*,) qui, par des boutons infiniment menus & multipliés, le visage excepté, couvroient tout le corps : elle rendoit quelque sanie, qui se changeoit en croûte aride, jusqu'à ce qu'on l'écorchât en la grattant, & ne donnoit presque point de relâche.

Cette gale, à laquelle on avoit déja mal-à-propos opposé des topiques gras & suspects, fixoit toute l'attention & les inquiétudes de la malade : elle négligeoit tout le reste ; elle seule l'occupoit, en exigeant qu'on s'en occupât aussi uniquement. On lui refusoit toute espece de topiques : (la gale, qui doit être traitée en sous-ordre, attaquée de front, fit plus d'un pulmonique :) ce refus lui parut d'autant plus révoltant, qu'il fut agité si on lui permettroit de baigner. Nous nous méfions autant des bains, que nous avons de confiance à la boisson, dans la fiévre ; & il paroît qu'à Plombieres on pense de même. M. le Maire (*a*), qui regarde ces eaux comme anti-quartes, ne veut pas même que les fébricitans s'exposent à la vapeur de ces eaux, dans lesquel-

(*a*) Dom Calmet, Traité historique des Eaux de Plombieres, page 307.

les ils doivent bien ſe donner de garde d'entrer.

La poitrine redoubloit la méfiance. On eſſaya des bains tempérés : ils ne nuiſirent point ; ils ſoulageoient le prurit, qui s'oublioit ſous l'eau, & reſtoit, après le bain, comme ſuſpendu : ils furent continués ſans contredit, & furent la conſolation de la malade, qui baignoit le corps entier tous les jours, ou de deux l'un, pendant une heure ; & prenoit, ſans jamais y manquer, avant de ſe coucher, un demi-bain de demi-heure. La boiſſon fut placée, pendant deux mois, depuis une livre d'eau juſqu'à deux ; ſi elle ne purgeoit pas, quelquefois on la rendoit purgative, ou l'on purgeoit ; ſouvent on donnoit des pillules aloétiques, martiales, ſulfurées, mercurielles, antimoniales, des extraits amers.

Elle quitta les eaux peu avancée : la gale, la fiévre n'étoient que diminuées ; l'obſtruction reſta la même ; les régles ne reparurent point ; la poitrine étoit moins ſouffrante.

Elle revint l'année ſuivante, moins maigre, moins galeuſe, n'ayant plus de fiévre, ne ſentant plus ſa poitrine, avec une diminution ſenſible de l'obſtruction, & réglée.

On ne fit, pendant plus de ſix ſemaines, que répéter les pratiques & les exercices de l'année précédente ; les progrès furent lents encore ; & il fallut en espérer d'ultérieurs, du tems & de la patience, non en vain.

Le 25 Décembre 1770, M. Borel écrit : » Madame se porte des mieux depuis son » retour ; j'ai obligation aux eaux de m'avoir » rendu mon épouse plus jeune, plus gaie, » ne cherchant que les occasions de sauter, » danser ; au bout de dix-huit mois, elle m'a » fait cadeau d'un garçon vigoureux : nous » sommes d'autres personnes, &c. »

LI. Obs. Chrystophe Picard, âgé de quarante-cinq ans, d'un tempérament robuste, fermier sur la souveraineté d'Aigremont, près Serqueux, au 15 Juillet 1762, portoit depuis un mois une fiévre intermittente, dont le type n'avoit rien de régulier ; sa premiere apparition fut en double-tierce, ensuite quotidienne & simple alternativement.

Les accès étoient violens, de dix-huit heures, précédés d'un frisson d'une heure & demie. Sa répugnance invincible pour la répétition de la saignée, qu'il assuroit précisément l'avoir réduit dans son état pitoyable, fit qu'à une premiere visite il fut seulement purgé, & émétisé suffisamment dans le tems de la rémission.

De-là il passa au quinquina combiné avec le nître purifié, & rendu purgatif avec le diagrede ; il en prenoit de trois jours l'un ;

&,

&, après neuf jours d'ufage, la fiévre devint tierce-fimple; les accès ne duroient plus que huit à neuf heures.

Le malade ne voulut plus de quinquina, il prit des aposèmes amers, préparés avec les fommités de petite centaurée & de chamédris, pendant huit jours : on n'obtint rien; au contraire, les accès fembloient fe rapprocher & devenir plus longs.

Il fut remis au quinquina affocié avec le fel ammoniac, le fel d'abfinthe, le nître & la poudre de cloportes, incorporés avec le firop capillaire & le miel; il avoit pour-lors des obftructions au foie & à la rate d'un volume énorme : on ne pouvoit les fentir pendant les accès, parce que le bas-ventre fe tendoit comme un ballon, & fe météorifoit. Dans le tems de la rémiffion, en palpant la région du foie, on le trouvoit tuméfié, ce qui ne fe préfente jamais s'il eft fain : fon épaiffeur, qui devient de plus en plus mince, & comme tranchante vers le côté gauche & en devant, fe diftinguoit fenfiblement par fon tranchant même.

Après ce dernier opiat employé neuf jours, la fiévre devint quarte & tierce alternativement; on étoit dans le mois de Septembre.

M. Groflevin, mon confrere, qui voyoit le malade, crut n'avoir plus rien à ajouter à ce traitement que les eaux voifines, qu'il ſçavoit être employées avec ſuccès dans les fiévres-quartes.

Le maraſme, l'inſomnie, l'œdème des pieds & des jambes, la face hippocratique, le dégoût abſolu, tout marquoit l'état déſeſpéré du malade, qui ne pouvoit plus quitter le lit, tant il étoit accablé & exténué.

Il but les eaux à deux priſes par matinée, chacune de huit à dix onces : heureuſement la fiévre ne ſurvenoit que l'après-midi ; la boiſſon ne fut point interrompue ; elle rendit les deux premiers accès plus violens.

Après douze jours de boiſſon, la fiévre diminua; elle fut augmentée juſqu'à deux livres, & pouſſée juſqu'au dix-neuvieme jour; deux accès manquerent : on fit repoſer le malade.

Il fut purgé trois fois minorativement pendant ſa boiſſon; il n'eut plus de fiévre juſqu'au 25 Novembre, jour que ſes amis avoient choiſi pour l'aller féliciter ſur ſa convaleſcence. Par reconnoiſſance, il leur donna à déjeûner à huit heures du matin, & voulut leur faire face à table. A quatre heures du ſoir, il fut ſaiſi d'un grand accès de fiévre, qui ſe prolongea juſqu'au lendemain midi. Il fut purgé le ſurlendemain, & prit des eaux pendant huit jours, à deux livres par matinée : la fiévre diſparut pour toujours.

Il passa l'hiver assez bien ; &, dès le retour du printems, ses obstructions n'étant pas encore fondues, il répéta l'usage des eaux pendant douze jours, quinze jours au mois de Mai, autant en Septembre : ses obstructions se dissiperent entiérement ; & depuis il a joui d'une bonne santé, travaille aux ouvrages les plus pénibles de la campagne.

LII. OBS. Le fils aîné de M. Aubert, subdélégué à Bourbonne, âgé de quinze ans, eut, dans le courant de l'été 1763, une fiévre intermittente qui se montra d'abord en tierce ; les accès étoient précédés d'un frisson de trois quarts d'heure ou d'une heure, duroient depuis dix, douze, jusqu'à quinze heures, & se terminoient par une sueur peu abondante ; ils revenoient assez réguliérement l'après-midi : au troisieme, je lui fis une saignée dans le fort de la chaleur, & lui plaçai, pendant la rémission, un émétique ; je lui ordonnai de garder un bon régime & de boire abondamment.

Cette premiere évacuation fut suivie d'un minoratif & de quelques prises de quinquina nîtrées, & rendues purgatives par l'addition de six grains de diagrède, toujours placées dans les tems de rémissions. Les paroxismes diminuerent ; les sueurs devinrent plus abondantes, & la fiévre cessa ; mais la mauvaise disposition des organes, de la digestion & des parties voisines, la fit bientôt reparoître; elle devint erratique. Les accès se montroient, tantôt en tierce, tantôt en double-tierce, d'autres fois en quarte ou double-quarte ; ils cessoient pour un tems, revenoient pour un autre, & toujours avec les mêmes variations.

Ce nouveau caractere me fit abandonner la méthode du premier traitement, & porter mes vues du côté des visceres du bas-ventre ; en les palpant, je trouvai le grand & le petit lobe du foie durs, obstrués : en conséquence, je lui prescrivis nos eaux en boisson. Leur usage modéré & proportionné à son âge pendant quarante jours, à différens intervalles, a fondu l'obstruction & détruit sans retour la fiévre.

LIII. Obs. M. Aubert, frere cadet de celui-ci, pour une fiévre lente, accompagnée d'une toux aigre & quinteuse, s'est très-bien trouvé de l'usage des eaux en boisson, coupée avec moitié & un tiers de lait.

LIV. Obs. Dom Guai, religieux Bénédictin au prieuré de Bourbonne, fut attaqué, en 1740, d'une fiévre-quarte opiniâtre qui éluda pendant long-tems l'action des délayans, évacuans, fébrifuges, apéritifs, & qui ne céda que pour quelques tems à de très-fortes doses de quinquina combiné avec les martiaux, les cloportes, & différens sels, tant neutres qu'alkalis fixes.

Au moyen de ces remèdes, les intermisſions étoient d'un mois tout au plus, après lequel la fiévre renaiſſoit comme auparavant.

Ces alternatives ont ſubſiſté pendant pluſieurs années, & ſe ſont enfin bornées à un ſeul retour, qui avoit lieu tous les ans dans le courant d'Août ou Septembre, (premiere époque de l'invaſion de la maladie,) & duroit tantôt plus, tantôt moins. Il s'annonçoit toujours par un accablement, proſtration de force, du dégoût, un air triſte, ſombre, mélancolique, & de légeres horripilations. Ces récidives conſtantes & régulieres me firent ſoupçonner quelques engorgemens dans les viſceres du bas-ventre, qui en entretenoient le levain, & me déterminerent à lui conſeiller, en 1764, la boiſſon de nos eaux.

Un uſage de trois quinzaines qu'il en fit, pendant leſquelles elles étoient ſervies depuis une livre juſqu'à trois par jour, avec quelques minoratifs, un repos intermédiaire & aſſez long entre chacune d'elle, l'ont entiérement délivré de ces retours inquiétans. Un accès de ſciatique violent qu'il a reſſentit l'année derniere, a également cédé à dix jours de boiſſon; il jouit préſentement de la meilleure ſanté.

LV. OBS. L'automne dernier, le fils du nommé Pierre Gevrai le jeune, de Bourbonne, âgé de ſix ans, fut attaqué d'une fiévre-tierce bien caractérisée. Elle s'annonçoit par un frisson d'une demi-heure, trois quarts-d'heure ; ensuite la peau devenoit séche, brûlante, le visage rouge, la soif ardente ; duroit neuf à dix heures, & se terminoit par une moiteur. Je la combattis par une diète humectante, délayante, une eau émétisée, des anthelmintiques mercuriaux rendus purgatifs, des absorbans, & quatre prises de douze grains chacune de la poudre fébrifuge d'Helvétius. Ni le régime, ni ces remèdes ne produisirent rien ; tout devint inutile.

Les forces & l'appétit se perdirent ; il n'avoit plus sa gaieté & sa vivacité ordinaires, le visage devint pâle & bouffi, le ventre dur & tendu, les extrémités supérieures & inférieures grêles ; une toux âcre & continuelle se mit de la partie, & ne lui laissoit pas un moment de relâche.

Je crus ne pouvoir mieux faire que de lui conseiller les eaux de Bourbonne ; d'abord il les prit coupées avec un tiers de lait, ensuite pures. Vingt jours de leur usage, selon cette méthode, lui ont rendu ses forces, son appétit, & enlevé sa toux & sa fiévre.

LVI. Obs. Le sieur Valferdin, marchand chamoiseur à Bourbonne, à l'âge de trente-cinq ans, se trouvoit, en 1750, pesant, mou, décoloré, *virore quodam albicans*, tendant à la bouffissure, ne se soutenant point avec vigueur sur ses jambes ; les digestions étoient lentes, l'appétit équivoque, la respiration difficile, en montant ou marchant plus fort qu'à l'ordinaire ; il étoit tantôt constipé, tantôt dévoyé, urinoit abondamment ou peu ; les urines étoient alors comme de la grosse bière rouge, sédimenteuses & briquetées ; toujours triste & mélancolique, il ne travailloit qu'avec peine & sans goût, touchant au plus haut degré de cachexie, & à cet état qu'Hippocrate paroît désigner sous le nom de *grandes rates ;* la bile se répandoit par intervalle sur toute l'habitude du corps ; la bouche, l'haleine étoient d'une mauvaise odeur ; les gencives étoient tendres, blafardes, &, pour peu qu'il y touchât avec le doigt, ou qu'il mâchât fort, saigneuses ; il saignoit du nez de tems en tems ; la peau avoit des taches noires, contenoit dans son épaisseur, ou recouvroit de petites tumeurs inégales, quoique rares, ainsi que les taches ; le sommeil étoit inquiet, fatiguant, accompagné de rêves lugubres, plus profond & moins long que dans l'ordre naturel.

En automne, une fiévre-quarte se mêla de la partie ; ses accès étoient de douze à quinze heures : une toux aigre & convulsive, qui commençoit & finissoit avec eux, étoit plus à charge que la fiévre ; elle donnoit des maux de tête affreux, & exprimoit du sang des poumons, qui teignoit les crachats peu copieux, difficiles à obtenir.

Cette conjoncture remuoit l'ignorance & la jalousie : il y avoit peu que l'usage des eaux étoit admis contre la fiévre quarte à l'hôpital militaire ; le médecin les ordonna au malade & les lui fit boire : tous étoient attentifs à l'événement ; les vœux funèbres & salubres s'entre-croisoient : il se déclara en faveur de ceux-ci. Cet assassinat du malade, publioit-on, qui devoit préparer un trophée sans égal pour la Naïade de céans, fut nul : *Nubes & inania.*

La cure fut lente & épineuse : tous les accidens augmenterent, comme c'est l'ordinaire ; les accès devinrent plus longs & plus violens ; la toux étoit plus convulsive, plus accablante, plus fréquente, les crachats plus sanguinolens ; la bouffissure, en faisant des progrès, menaçoit de leucophlegmatie ; il y avoit plus de six semaines que le malade buvoit les eaux, selon les mesures qu'exigeoient ses forces, & les circonstances fort variables de la maladie.

Avec un mauvais régime très-souvent blâmé en vain, (il mangeoit, au milieu de ses accès des omelettes, & se régaloit de vin nouveau,) la suspension des eaux, quelques doses de quinquina, accordées plus à l'impatience du malade, & à l'inquiétude des assistans que l'on entretenoit aisément

& avec ſoin, qu'à la néceſſité d'en donner, en deux mois, une fiévre-quarte qui auroit pu durer plus d'un an, finir par l'hydropiſie, fut terminée ſans récidive, avec la cachexie dont elle étoit le ſymptôme le plus preſſant & le plus effrayant, au milieu de l'hiver, qui fut des plus rudes, & ne ſe fit pas même reſſentir.

On commença à l'hôpital, en 1745, à combattre les fiévres-quartes réfractaires par les eaux; la confiance en elles étoient chancelante, & les cas qui ſe préſentoient étoient rares: le haſard les faiſoit naître; on n'y envoyoit perſonne: les eaux, loin de paſſer pour fébrifuges, étoient proſcrites, & la fiévre, de quelque nature qu'elle fût, étoit l'étiquette de proſcription la plus ſûre pour tout malade.

Une fiévre mal éteinte, qui renaiſſoit au milieu de l'uſage des eaux, fourniſſoit quelquefois à l'obſervateur au guet l'occaſion rapide d'une guériſon conſtante; il marcha d'un pas plus aſſuré; & les fébricitans arrivoient exprès à l'hôpital, pour y trouver un remède que l'inutilité ou l'infidélité des autres leur rendoit cher.

Depuis 1750, des obſervations ſolides & irréfragables ont engagé les médecins & les chirurgiens des hôpitaux militaires des différens corps, à envoyer tous les ans ces malades aux eaux : elles ſe ſont multipliées, & ont acquis ce caractere de vérité que donne en médecine l'expérience répétée. En 1770 ſeulement, on en a compté cinquante : les régimens de Foix & de la Reine, infanterie ſur-tout, ont fourni à l'hôpital vingt-ſept malades qui, pour la plûpart, y ſont arrivés moribonds, & en ſont ſortis guéris de fiévres d'un an, dix-huit mois, deux ans ou plus.

Il m'auroit été facile de rapporter ces guériſons cathégoriquement, mon ami ne m'auroit pas refuſé là-deſſus les notices néceſſaires; j'ai craint d'être trop long ſur cette matiere qui ne tariroit point, les répétitions, la monotonie des tableaux, qui d'ailleurs, s'il y en a qui ſoient, comme je n'en doute pas, ſuſceptibles de nuances aſſez diſtinctives pour que, mis l'un à côté de l'autre, ils ne produiſent pas en tout le même point de vue ; ce doit être l'ouvrage de MM. les officiers de ſanté, qui ſçauront les apprécier & leur donner les jours convenables.

Cependant ces MM. ne peuvent avoir d'exemples tels que celui du petit Gevrey, & ce dernier. Si M. Bouvard eſt le premier qui, pour la colique du Poitou minérale que nous ne connoiſſions point, a conſeillé nos eaux avec ſuccès à M. le vicomte de la

Rochefoucauld, il l'eſt auſſi pour les avoir conſeillées à un fébricitant qui n'avoit pas cinq ans, avec le même ſuccès.

LVII. OBS. Le gros bon ſens que demande M. Preſſavin à M. Pomme (*a*) apprend que les enfans ſont délicats, plus ſujets aux convulſions que les adultes ; qu'il ne faut pas être un Hecquet, un Gauthier Harris pour le ſçavoir, ni fort prévoyant pour croire que les diſpoſitions de l'enfance puiſſent s'étendre au-delà du berceau & durer toute la vie, ſe renouveller au moins dans l'âge adulte, non-ſeulement chez des femmes que l'idiocraſe rapproche beaucoup du tempérament radical & primitif, mais auſſi chez quelques hommes : l'abus des ſix choſes non naturelles ſeul peut ramener ces diſpoſitions ſupprimées, pour partie, par la force & la crue de la fibre, le genre de vie : *Natura recurrit.*

Le petit malade, M. de Chézeau, avoit eu la fiévre-quarte pendant l'hiver: une obſtruction monſtrueuſe qui rempliſſoit exactement la moitié du ventre, qui s'étendoit depuis le cartilage xiphoïde juſqu'au pubis, en ſuivant au juſte la direction de la ligne blanche, effraya les parens, il fut envoyé à Bourbonne en 1761.

(*a*) Journal de Médecine, mois de Septembre 1770, page 246.

Quatre jours après ſon arrivée, je le mis à la boiſſon des eaux; il les but depuis huit onces juſqu'à une livre, une livre & demie; on les ſervoit par petits gobelets de quatre onces chacun, & à vingt minutes d'intervalle; il les continua dix-huit jours de ſuite, pendant leſquels il fut purgé deux fois; le reſte du mois fut employé à les boire de deux jours l'un, après lequel il fut encore purgé & ſe repoſa.

Pendant la premiere quinzaine de boiſſon, la fiévre augmenta, les accès devinrent plus longs, plus effrayans; &, quoique j'euſſe prévenu de leur retour & de leur augmentation, ils donnerent de l'inquiétude & aux parens & aux perſonnes qui en avoient ſoin. Pendant ſon repos, ils diminuerent beaucoup, & enfin diſparurent après la ſeconde ſaiſon, où tous les exercices de la premiere furent répetés.

Point de ſubterfuge, M. Pomme. Si je vous eſtimois bien perſuadé de votre racorniſſement des nerfs dans les vapeurs, très-réel & très-important à votre avis, & que cet enfant eût été le vôtre; que, malgré vous, on lui eût fait prendre des eaux thermales, ſur-tout de Bourbonne, on vous auroit arraché les entrailles, vous auriez cru tout perdu. Vous voyez cependant qu'il n'en eſt rien; & je veux bien encore, pour vous éviter la peine d'écrire, & vous épargner les ſoins de vous procurer des moyens, bons ou non, de mordre les Obſervations de mon Mémoire qui ſont pour vous d'airain, *indormis*, *inhians*, vous dire qu'il eſt ſous vos yeux, & que, ſi vous voulez vous donner la peine d'aller chez M. de Provencheres, maître de la chambre aux deniers du roi, vous y verrez un aimable adoleſcent que les eaux n'ont ni deſſéché ni racorni.

Les ſels médicinaux, tant fixes que volatils, les fixes ſur-tout, ſont anti-quartes; pluſieurs ont penſé comme le docteur Scaop, ſi je ne me trompe, dans les Eſſais d'Edimbourg, que les ſels avec les différentes ſubſtances auxquelles ils ſont unis, tirés des eaux par évaporation, pris intérieurement, produiſoient les mêmes effets que ces eaux même. M. le Maire, qui a pratiqué ſi long-tems à Plombieres, ne favoriſe point cette opinion (*a*); ce qui n'eſt pas étonnant: ces eaux ont ſi peu de ſel, qu'il ſeroit difficile ou impoſſible de faire avec elles des épreuves très-ſouvent répétées & conſéquentes; on ſeroit mieux fondé à croire que le ſel marin, par exemple, conſerveroit la vertu de l'eau de mer, ce qui n'eſt pas (*b*). Si l'inſolation le dénature, l'évaporation, faite

(*a*) Traité hiſtorique des Eaux de Plombieres, par dom Calmet, page 146.

(*b*) Voyez *Diſſertatio de uſu aquæ marinæ Ricardi Ruſſel*, page 193.

même au bain-marie & dans des capſules de verre, laiſſe notre ſel encore plus dégénéré, ſans compter la perte du véhicule propre, fabricateur, nourricier, que rien ne peut ſuppléer.

L'inſolation & le feu, quoique l'un plus que l'autre, alterent les ſels naturels, qui par-là different beaucoup des ſels factices.

Sans conſulter les Annales chymiques, je vois dans le Teſtament politique du cardinal de Richelieu : « Que les pays du Nord ſont » privés de la chaleur néceſſaire pour faire » le ſel; & ceux ſitués au-delà du quarante- » deuxieme degré de latitude, comme eſt » l'Eſpagne, font un ſel trop corroſif, » qui mange & détruit les chairs au lieu de » les conſerver : la France ſeule ſe trouve » dans un climat tempéré propre à faire le » ſel : auſſi eſt-ce une des grandes richeſſes » de ce royaume, & ce que j'ai connu de » ſurintendans, les plus intelligens égalent le » produit de l'impôt du ſel levé ſur les ſali- » nes, à celui que les Indes rapportent au » roi d'Eſpagne. »

Il paroît néanmoins que la vertu des eaux eſt proportionnée au principe ſalin, qui, Balaruc excepté, eſt dominant dans nos eaux plus que dans aucune du royaume; étant bienfaiſantes, non incendiaires, elles ſeront plus qu'elles anti-quartes, anti-ſpaſmodiques.

Le quinquina, au moins aussi vanté aujourd'hui comme tonique, anti-septique, anti-spasmodique, anti-hystérique, stomachique, que comme fébrifuge, commença sa réputation par les fiévres-quartes : *Primò cœpit inclarescere.* Elle éclipsa d'abord celle dont jouissoient déja les eaux de Bourbonne ; ses prodiges n'éblouissoient pas tous les médecins : on cherchoit & on cherche encore des anti-quartes : ils étoient trouvés, mais négligés ; depuis, quelques modernes ont proposés les eaux chaudes, froides, &c. M. Lieutaud (*a*) dit : « Les eaux de Bour- » bonne sont mises au nombre des meilleurs » médicamens dépuratifs, apéritifs & inci- » sifs ; elles redonnent de la force aux es- » tomacs affoiblis, rendent le ventre libre, » favorisent la sortie des urines & des » sueurs ; enfin elles dissipent les fiévres les » plus opiniâtres, &c. » Il finit par dire » qu'elles sont encore très-efficaces pour dé- » terger & cicatriser les ulceres que l'on a » plus de peine à amener à ce point. »

LVIII. OBS. Pendant tout le tems que j'ai été chirurgien à l'hôpital, les ulceres de causes externes, même fistuleux, étoient abandonnés seulement aux eaux topiques ; les emplâtres, onguens, baumes, n'étoient

(*a*) Précis de Matiere médicale, page 105, premiere édition.

qu'accessoires, propres à les défendre du frai des corps durs ; la suppuration devenoit louable, plus abondante ; les bords, en diminuant d'épaisseur & de résistance, se rapprochoient ; les chairs reprenoient une couleur vive & vermeille, elles bourgeonnoient à vue d'œil ; & ordinairement la cicatrice, sous l'emplâtre jusqu'alors plus défensif qu'épulotique que le soldat portoit encore quelque tems pour protéger l'épiderme renaissant de tendres bourgeons peu consolidés, se formoit ou étoit formée, après avoir été désirée des années entieres. Les ulceres de causes internes exigent plus de précautions ; la boisson, des remèdes sous forme séche, appropriés.

M. de M.... lieutenant général des armées du roi, vint aux eaux, en 1764, pour plusieurs ulceres aux jambes, plus inquiétans par leur nombre que par leur étendue : ils étoient la suite d'érysipèles phlegmoneux, qui, l'hiver précédent, avoient causé les plus grandes allarmes, & que l'on craignoit de voir se renouveler, & avoir la fin la plus fâcheuse les hivers suivans ou plutôt.

Depuis long-tems, quoique jeune encore, fort & vigoureux, les fatigues de la guerre, que de trop bonne heure il avoit essuyées, l'avoient obligé, pour gonflement aux jambes, tendant à l'œdème, de porter des bas de peau de chien, qu'il n'abandonnera

nera jamais, l'habitude & la néceſſité ſi op-poſant. Ce gonflement avoit été augmenté par les accidens de l'hiver; & on lui meſu-roit toutes les craintes de l'avenir, mêlées de celles que pouvoit inſpirer un vice dar-treux réel & exiſtant.

Il fut queſtion, à ſon arrivée, de baigner, doucher, *amuſſim ;* l'atonie habituelle de la fibre, plus forte que jamais, préſenta une contre-indication déciſive qui éloigna les bains & les douches qui avoient pour eux une confiance anticipée qui fut d'autant plus difficile à vaincre, que le malade redoutoit la boiſſon pour la goutte dont il étoit ſoup-çonné, & qui étoit une contre-indication de plus, les bains & la douche ayant pu la ramener, avec éryſipèles phlegmoneux-œdémateux-goutteux; j'ajouterai auſſi que la peau d'une jambe ſur-tout, qui avoit eté plus maltraitée que l'autre, tenoit encore à ce couleur de roſe qui appartient à l'éry-ſipèle.

On ſent qu'il y eut un conflit d'opinions: l'intérêt perſonnel, le médecin qui doit s'en emparer en juge plus éclairé que le malade, firent avertir madame qui apporta la paix; la capitulation fut que le malade boiroit les eaux, ne mettroit que de ſimples compreſ-ſes trempées dans ces eaux ſur les ulce-res, une ou deux fois le jour, & même avec circonſpection: elle fut exécutée.

Monſieur but les eaux pendant un mois avec ménagement, depuis une livre juſqu'à trois au plus par matinée ; &, lorſqu'elles ne purgeoient pas, on les aidoit de quelques purgatifs : la panacée entra dans la cure ſans ptyaliſme ; les ulceres ſe cicatriſerent, l'hiver ſe paſſa bien ; &, depuis la ſanté n'a point varié. Il revint, par précaution, en 1765.

LIX. OBS. M. Juvet, apothicaire à Chaumont en Baſſigny, âgé de cinquante-trois ans, au mois de Mars 1769, en dormant, porta la main à une malléole interne, & d'un coup d'ongle fit couler le ſang aſſez pour que tout le pied & la place qu'il occupoit en fuſſent tachés ; ce qui n'aboutit qu'à une légere écorchure qu'il auroit très-volontiers négligée, ſi, en marchant, le ſang n'eût pas recommencé à couler pluſieurs fois juſques dans le ſoulier. Il fallut guérir l'écorchure, & c'étoit le moyen de reſſerrer les petites bouches à ſang ; le ſang ne revint plus, l'écorchure ſubſiſta, ſuinta, forma une plaie indocile, grande d'abord comme une piéce de ſix ſols : elle ne finiſſoit point ; &, par des progrès lents & ſucceſſifs, malgré les ſoins du malade, de ſes conſeils, les topiques de toute eſpece, parmi leſquels on comptoit des préparations de plomb, des ſecrets, différens onguens & emplâtres (a),

(a) Les topiques gras, huileux, emplaſtriques,

des remèdes internes sous toutes formes, choisis & pris dans la classe des anti-dartreux, les purgatifs, le bon régime, il s'établit en six mois un ulcere grand comme la main, qui s'appuyoit sur la longueur du tendon d'Achille, voisin du calcanéum, menaçoit l'articulation du pied, & qui, en s'étendant circulairement, alloit gagner la jambe.

---

nuisent souvent aux ulceres : *Consolidationes procrastinantur per talia emplastra, quæ muciditate suâ fibras emolliunt. Hinc vulgus in ulceribus superficialibus non facilè ad emplastra confugit.* Junker, chirurg. Tab. XXXIX, page 254; & plus bas : *Non absurdum est, quandò aquâ salsâ ulcus eluunt.* Il dit que ces ulceres aux jambes, ou dans le voisinage des articulations, ne doivent point être traités par des onguens ou des emplâtres : *Hæc quando usitatissimis chirurgicis formulis, unguentis aut emplastris tractantur, facilè ità insolescunt, ut per plures amos, tamquam incoërcibiles ulcerosæ repullulationes durent; superficies semper decolor, pallida, livida, aliquando etiam nigrescens, à consolidatione firmâ alinea.*

Cette matiere est si importante, que l'Académie de Chirurgie n'a pas jugé à propos de couronner un Mémoire parmi ceux qui déja lui ont été lus, & qu'elle remet le prix, qui sera double, à l'année prochaine. *Exposer les inconvéniens qui résultent de l'abus des onguens & des emplâtres, & de quelle réforme la pratique vulgaire est susceptible, à cet égard, dans le traitement des ulceres? Tel est son programme.*

Ces progrès, que l'hiver approchant rendoit de plus en plus sérieux, qui préparoient l'incurabilité, furent arrêtés par les eaux : il y arriva à la fin de Septembre. L'aspect de cet ulcere étoit effrayant : des bords sinueux, épais, saillans, durs, calleux, livides, (*ulcus depascens, serpiginosum*,) enveloppoient un réseau blanchâtre, sec & tenace, dont les mailles donnoient passage à une multitude de petits champignons baveux, rouges, qui versoient un pus ichoreux, jaunâtre, verdâtre, de mauvaise odeur ; l'appétit étoit chancelant, la jambe enflée jusqu'au-dessus du genoux ; les douleurs étoient si vives, que depuis deux mois les nuits étoient insomnes, & faisoient jeter les hauts-cris.

Le malade garda toujours le lit ; il ne baigna point à cause de l'œdème, but les eaux pendant quarante-huit jours, à une livre par jour, par égard pour l'estomac : ce n'est pas des dix, douze livres d'eau en vingt-quatre heures, d'autant plus nuisibles à l'estomac & aux poumons dans les suites, qu'elles seroient amendées, rendues gélatineuses, continuées ou répétées sans fin. Que M. Pomme, loin d'invectiver les vivans & les morts, consulte ses confreres ; (cela seroit à sa place, plus court & plus aisé pour lui, que de lire l'Hippocrate Romain (*a*),)

(a) *Baglivi*, *de abusu diluentium*, cap. 16.

& tout le Discours de M. Quesnay sur la théorie & l'expérience en médecine, présenté à l'académie des sciences & belles-lettres de Lyon, le 15 Février 1735, qui est une critique perpétuelle & anticipée de son œuvre. On purgeoit deux fois la semaine fort légérement & avec quelques cathérétiques : cent trente douches en gerbes, non en colomne, qui étoient servies trois fois le jour, une demi-heure chaque fois, à dix-huit pouces, deux pieds de hauteur, d'une chaleur modérée au troisieme degré du thermometre de Réaumur, des compresses trempées dans l'eau minérale, appliquées sur l'ulcere pendant les intervalles des douches, me donnerent le plaisir & la satisfaction de voir l'ulcere bien cicatrisé avant que de sortir de Bourbonne; le malade se promene, a dansé à la noce de madame sa fille, & se porte bien.

Nous appellons ici *douches en gerbes*, celles dont les filets d'eau s'éparpillent en tombant, forment nappe ; *douches en colomne*, celles dont les filets restent serrés, sans écarts, représentent un cylindre continu, continuel, perdendiculaire, de hauteur donnée entre huit à dix pieds, d'environ sept lignes de diametre, plus ou moins, entretenue de même hauteur & de même base, dans chaque cas où on l'applique, pour que la percussion, étant toujours la même, produiſe toujours le même effet, de chaleur variée ſuivant leur exigence, depuis trente à trente-cinq degrés au thermometre de Réaumur.

M. Pomme dit, page 452 de ſon Traité, Tome II, quatrieme édition, que la douche tombe goutte à goutte, ou en filet. Cette image eſt celle de qui ne la connoît que de nom, & ne l'a jamais vu donner.

LX. OBS. Mlle.... par vice de la lymphe, eut, en 1761, un dépôt près la malléole externe, que, dans les commencemens, on ne regardoit que comme la ſuite d'une entorſe; la tumeur qui avoiſinoit l'articulation, & qui s'étendoit ſur la partie latérale externe du pied, ſans aucune apparence d'altération à la peau, ſembloit l'annoncer; mais ſa réſiſtance aux moyens connus en pareil cas, fit bientôt connoître la mépriſe, & porter les vues plus loin.

Un tempérament cachectique, des régles peu abondantes, irrégulieres, & preſque point colorées; une petite fiévre lente, qui de tems en tems paroiſſoit & diſparoiſſoit, décélerent la nature de la maladie. Alors j'employai intérieurement les déſobſtruans, les fondans, les dépurans, & extérieurement les réſolutifs; pluſieurs mois de leur uſage n'y apporterent aucun changement: la tumeur alloit au contraire en empirant; elle devint rouge, enflammée, douloureuſe, & embraſſoit l'articulation de maniere à empêcher la progreſſion, ce qui me détermina à ſubſtituer aux premiers cataplaſmes, les anodins & maturatifs: leurs progrès, ainſi que celui de la formation du pus, furent lents; mais, auſſi-tôt qu'il fut préparé & amaſſé en un foyer qui occupoit toute la voûte ou partie ſupérieure du pied, je lui donnai jour par deux longues inciſions pratiquées aux parties latérales internes & externes de celui-ci, que j'entretins avec un ſéton, pour garantir de l'impreſſion corroſive du pus les os du tarſe, tendons, ligamens, capſules articulaires, &c. Cette méthode, ſoutenue pendant deux ans de l'uſage alternatif des eaux en boiſſon, de bains partiaux, de fondans de Rotrou, mercuriaux, du quinquina, a ſubſtitué de bonnes jambes à des béquilles, guéri radicalement un ulcere ſur l'articulation de la ſeconde avec la troiſieme phalange du petit doigt, avec exfoliation d'une partie de ſon tendon fléchiſſeur, & une tumeur ſur la paupiere à côté du grand angle de l'œil, dépendante, comme l'ulcere du petit doigt, de la même cauſe que celui du pied, & ſurvenus après lui. Depuis, elle jouit de la plus brillante ſanté, de cet incarnat inimitable qu'efface celui que l'art emprunte, de cet enjouement, de ces graces qui la rendent les délices des cercles de la belle compagnie, & les vœux de beaucoup d'adorateurs.

On lit, Tome X du Journal de Médecine, pag. 320, la guérison d'une paralysie & de plusieurs ulceres de même cause par l'eau de Bourbonne, avec des détails très-intéressans sur la maniere d'agir de cette eau & de son impression immédiate sur la partie globuleuse, rouge & blanche de nos liqueurs. On peut encore voir sur cet objet la Dissertation sur l'Eau de Bourbonne, page 62 & suivantes, où l'on trouvera quantité d'expériences très-variées, faites avec beaucoup de soin & de succès.

LXI. Obs. Le sujet de cette observation étoit un jeune homme de seize ans, né de parens sains & robustes : fort & vigoureux lui-même, il y avoit deux ans que, pour la premiere fois, il eut un engorgement douloureux près l'angle de la mâchoire inférieure du côté droit, qui gêna un peu ses mouvemens ; il céda à une saignée, quelques purgatifs, & des cataplasmes anodins.

Six mois après, l'engorgement reparut, & intéressa les glandes maxillaires, parotide, le corps de la peau, les muscles digastrique, masséter, crotaphite, & l'articulation de la mâchoire du même côté ; forma une tumeur qui s'étendoit depuis le zigoma jusqu'à la clavicule, empêchoit la mâchoire de s'abbaiſſer, & permettoit à peine qu'on introduisît entre les dents un écu de trois livres. Il falloit, pour l'alimenter, lui couper des morceaux de pain très-minces, & lui hâcher ſa viande. La maladie n'ayant point cédé aux premiers moyens qui avoient été mis en pratique, non plus qu'à l'application de nos boues, on l'envoya à Bourbonne, le 17 Janvier 1770 : il logea chez moi.

Le ſurlendemain de ſon arrivée, je le mis à l'uſage des eaux en boiſſon ; elles furent priſes depuis une livre juſqu'à trois, & de tems en tems il étoit purgé. Dans la premiere huitaine, je lui ouvris un cautere à la nuque. Tout alla bien juſqu'au 4 Février ; mais, à cette époque, la tumeur s'enflamma ſi prodigieuſement, qu'il fallut que je ſuſpendiſſe les eaux. L'inflammation occaſionna des douleurs ſi vives, ſi aiguës, ſi continuelles, que jour & nuit il n'avoit pas un moment de relâche, & jetoit les hauts-cris. Les fomentations émollientes, les cataplaſmes de *micâ panis* ne la diminuerent point. Cruellement fatigué par elle & par l'inſomnie, j'employai les hypnotiques ; le ſommeil qu'ils procurerent apporta du calme. Le gonflement étoit ſi prodigieux, que l'œil du côté malade fermé, la lèvre ſupérieure conſidérablement élevée, rendoient ce jeune homme méconnoiſſable ; la mâchoire abſolument bridée, laiſſoit paſser à peine quelques gouttes de bouillon ou de tisane : le cas étoit pressant. En examinant attentivement les choses, j'apperçus dans le profond de la tumeur, près l'angle de la mâchoire, une fluctuation sourde, qui me fit aussi-tôt joindre aux émolliens & anodins les maturatifs ; en moins de quarante-huit heures, ils mirent le dépôt en état d'être ouvert : je ne perdis point de tems, je l'ouvris sur le champ ; il rendit une petite cuillerée de pus blanc & bien lié ; quelques jours après, il perdit de sa consistance, devint séreux, & se fit jour au-dedans de la bouche vis-à-vis la quatrieme dent molaire inférieure. Cet événement me donna des craintes sur l'état des dents, de la mâchoire, & de son plancher alvéolaire. Je fis des recherches pour m'assurer si l'une ou l'autre des parties n'étoient point cariée ; les ayant trouvés saines, j'usai alors des eaux en injections, qui dans trois semaines amenerent la plaie à parfaite cicatrice. La mâchoire, malgré cela, ne s'ouvrant pas mieux qu'à son arrivée, les glandes restant toujours dures & squirreuses, me firent recommencer, comme auparavant, la boisson des eaux, qui, continuée jusqu'au mois de Juin, & aidée de fondans mercuriaux, de fomentations, deux fois le jour, sur la partie malade, ont rendu libres les mouvemens de la mâchoire, fondu & diſſipé les glandes. Ce jeune homme continue préſentement ſes études.

LXII. OBS. Jean Galandre, ſoldat au régiment de Phifer, Suiſſe, arriva à l'hôpital de Bourbonne, en 1762, pour un rhumatiſme chronique goutteux univerſel, fruit des fatigues de la guerre. Sa ſituation étoit telle qu'il falloit qu'on lui donnât à boire, à manger ; qu'on l'habillât, déshabillat, le portât & rapportât par-tout où il avoit beſoin.

L'engorgement de toutes les articulations preſque ankiloſées, leur extrême ſenſibilité, ne permettoient pas qu'il ſoutînt le poids de ſes couvertures ; on ne pouvoit le toucher ni faire de mouvemens un peu violens dans la ſalle, qu'on ne redoublât ſes douleurs. Il ne connoiſſoit plus le ſommeil, & avoit de la fiévre. Cet état fut combattu par les eaux, ſur-tout en boiſſon, bains & douches alternativement, d'un degré de chaleur modéré, de purgatifs, pendant les deux ſaiſons qu'il reſta à l'hôpital, entre leſquelles il y eut un mois de repos ; elles apporterent l'hiver ſuivant un peu de diminution dans les articles & les douleurs, & lui permirent de ſe traîner avec des béquilles.

L'ancienneté de ſa maladie, le non-ſervice à ſon corps, lui firent expédier ſon congé abſolu. Le ſoulagement qu'il avoit trouvé à Bourbonne, celui qu'il espéroit encore y trouver dans la suite, l'engagerent à y revenir l'année suivante. Il profita, pour cet effet, d'un convoi de son régiment qui lui rendit ce service, & qui lui fut très-utile pendant son séjour. La répétition de ses exercices, avec les mêmes précautions que l'année précédente, le mirent en état de se servir de ses bras, de demeurer assis, & de travailler du métier de serrurier, qu'il sçavoit très-bien : son travail l'a mis dans le cas de subsister & de continuer encore les eaux qu'il a prises les années 1764 & 1765 ; elles lui ont enfin rendu ses jambes, ses forces, en ont fait un excellent ouvrier. Aujourd'hui il est marié, & jouit d'une bonne santé.

LXIII. Obs. M. de Neuville, de Bourbonne, âgé de dix-sept ans, pour rhumatisme goutteux qui affectoit presque toutes les articulations, qui le mettoit dans le cas de ne pouvoir marcher & se servir qu'avec peine, a usé des eaux en boisson pendant quatre à cinq mois, dans le cours de deux ans, avec tout le succès possible.

LXIV. Obs. Cette observation, de même que celle de Mlle de Courtaillon, de Mont doré, qui sera placée dans la suite, sont extraites d'un Mémoire de M. Juvet sur le volatil des eaux, & par lequel il prouve, contre l'opinion opposée, que la vertu principale des eaux minérales réside plus dans leurs parties fixes que dans leur volatil, imprimé dans le Mercure de France, 1757.

» Le sieur Maurice, garçon chirurgien à » l'hôpital royal & militaire de Metz, jeune » & d'un tempérament bilieux, délicat, fut » attaqué, au mois d'Avril 1753, d'une jau» nisse bien caractérisée, ayant la peau jaune, » & crachant la bile pure. Cette jaunisse fut » négligée; l'humeur bilieuse se fixa & s'em» pétra dans les articulations du poignet & » du genou droits, qui en demeurerent » gonflés.

» Le 10 Mai suivant, il s'éveilla avec » de grandes douleurs, & beaucoup plus » de gonflement qu'à l'ordinaire dans ses » articulations, sans qu'il y eût de rou» geur à la peau, qui n'en fut pas altérée, » & sans aucune inflammation marquée. » La fiévre commença avec les douleurs, » & augmenta, pendant trois jours, au point » causer du transport.

» On mit en œuvre tout ce que l'art » prescrit; cataplasmes anodins & émol» liens, embrocations émollientes, même » des frictions mercurielles. Malgré ces pré» cautions & douze saignées assez copieu» ses, qui furent placées dans l'espace de » six jours, les accidens ne diminuerent » point, à la fiévre près. On employa aussi » sans succès les minoratifs, & même des » pilules mercurielles. La sinovie se mêla » & s'engagea fortement avec la bile, rem-

» plit toutes les articulations dans leur cir-
» conférence ; la fiévre, lente se mit de la
» partie ; les articulations s'ankiloserent.

» Dans ces tristes circonstances, désespé-
» rantes sur-tout pour un jeune chirurgien,
» le malade, après une mûre délibération,
» fut envoyé par ses conseils à notre hôpi-
» tal. Il partit de Metz le 3 Juin, & le
» vingt-troisieme jour de sa maladie, à
» compter de celui où elle éclata par la
» violence de ses symptômes. Il arriva à
» l'hôpital, impotent du bras & de la jambe,
» presque étique, après avoir été rongé
» par sa fiévre-lente, qui lui faisoit essuyer
» journellement les plus gros redoublemens,
» avec un dégoût absolu & général, des vesti-
» ges de jaunisse sur toute l'habitude du corps.

» Le 12 Juin, il but de notre eau. Au
» quatrieme jour de boisson, la fiévre-lente
» & les douleurs des articulations augmen-
» terent ; les douleurs furent plus vives que
» jamais. Il fut saigné, & purgé avec les
» pilules mercurielles ; &, après six jours de
» repos, pendant lesquels il fut encore
» purgé avec les mêmes pilules, il reprit
» la boisson.

» Il commença alors à marcher, quoi-
» que avec beaucoup de difficulté, avec une
» béquille. Il continua sa boisson seize jours
» consécutifs, après lesquels il se trouva as-
» sez soulagé pour abandonner enfin sa bé-
» quille. Il but encore dix jours, de deux

» jours l'un, & fut purgé avec les pilules » à la fin ou environ de ces dix jours de » boiſſon, pendant leſquels on ſe ſervit de » bains doux & des embrocations de notre » eau, pour les parties affligées ſeulement, » parce que j'ai remarqué avec M. le Maire, » médecin des dames de Remiremont, qui » a pratiqué près de quarante ans les eaux » de Plombieres, que les bains univerſels, » les douches abondantes & peu ménagées, » s'accommodoient peu avec la fiévre. » M. le Maire défend même aux fébrici- » tans juſqu'à la vapeur de ces eaux.

» Après ces exercices, qui renferment » trente jours de boiſſon, à une pinte de Pa- » ris par jour, qui paſſoit avec euphorie par » les urines & par les ſelles, l'on eut l'a- » grément de voir la fiévre-lente avec ſes » gros redoublemens éteinte, l'appétit & » les chairs ſe rétablir, l'ankiloſe du genou » ſe diſſiper, celle du poignet diminuer, » & les indices les plus clairs d'une guéri- » ſon prochaine & complette.

» Après dix jours de repos, le malade » fut encore purgé avec les pilules, remis à » la boiſſon & aux autres exercices pendant » près de quinze jours, que l'on intercalloit » quelquefois. Tout réuſſit à ſouhait ; & le » ſieur Maurice jouit à préſent de tous ſes » membres, de la meilleure ſanté, depuis » ſon voyage de Bourbonne & ſon retour à » Metz. »

LXV. Obs. M. de M..... officier supérieur dans le corps royal d'artillerie, après les campagnes pénibles & fatigantes du Canada, fut attaqué de douleurs sciatiques si cruelles & si vives, qu'elles avoient suspendu jusqu'à un certain point l'action musculaire; elles gênoient & empêchoient parfois la progression. Ces douleurs, qui occupoient les deux hanches, avoient par leur durée & leurs aigreurs, amaigris prodigieusement les extrémités inférieures. Le sommeil étoit court & inquiet, l'appétit chancelant, le pouls fébrile.

Après nombre de remèdes, employés sans diminution de douleurs ni d'atrophie, l'une & l'autre au contraire augmentant, M. de M.... se détermina à venir à Bourbonne, & s'y rendit au mois de Juin 1764. Pendant un séjour de trois mois qu'il y fit, il y en eut deux d'employés en boisson, bains, douches, aidés de différens purgatifs, du régime ordinaire, pendant lesquels les douleurs, plus d'une fois, se sont fortement réveillées. Il partit, après ses saisons finies, souffrant beaucoup moins, marchant bien, ayant repris un peu de chair; &, au moyen de cinquante bouteilles d'eau que je lui envoyai l'année suivante, desquelles il a usé chez lui, il s'est délivré de sa sciatique & de ses suites, & jouit aujourd'hui d'une bonne santé.

LXVI.

LXVI. Obs. Nous lisons dans M. Thibault, docteur en médecine, qui a écrit de nos eaux, en 1658, pag. 14, « qu'il fut » appellé à Bourbonne, en l'année 1653, pour » le traitement de haute & puissante dame » D. Anne Destoges d'Anglure, dame & » marquise de Bourbonne, qui depuis un » mois étoit malade d'une fiévre continue » symptomatique, entretenue d'un fâcheux » rhumatisme, dont elle fut guérie par ces » eaux en très-peu de tems. »

La présence ou l'absence de la fiévre dans les rhumatismes, qui les a fait distinguer par quelques-uns en chauds & en froids, a inspiré à plusieurs personnes, par cette fausse dénomination, de certaines craintes sur l'usage & l'application des eaux thermales dans ceux qu'on appelle chauds; craintes aussi mal fondées que celles qu'on leur impute dans le traitement des maladies spasmodiques & hypocondriaques, qui, sans examiner si elles dépendent réellement du vice de la fibre ou de celui du cerveau, guérissent très-bien ici, & décident la question depuis si long-tems agitée, en fournissant contre le systême du racornissement des preuves contraires à celles avancées par son auteur, qui doivent par leur évidence terminer la dispute.

Si la fiévre rhumatique, par la variété de ses types, peut en imposer au vulgaire pour la cauſe même de la maladie, elle devroit au moins apprendre à la plûpart de ceux qui ſe mêlent de l'art de guérir, qu'elle n'en eſt que le ſymptôme ; que les rhumatiſmes chauds, les rhumatiſmes froids ne ſont, quant au fond, dépendans que d'une même cauſe développée chez les uns ou les autres avec plus ou moins d'intenſité, & relativement ſoumiſe au même remède ; que ce n'eſt que ſyſtématiquement qu'ils ont pris différens noms, d'où la crainte ſur l'uſage & les effets des eaux thermales doit ceſſer; leurs guériſons ſur-tout, étant avérées par ce remède.

Un effet encore très-inquiétant pour ceux qui prennent les eaux, eſt celui de voir réveiller leurs douleurs & paroxiſmes aſſoupis depuis un certain tems, s'augmenter même quelquefois; ce qui ſouvent les déconcerte. Pour les raſſurer ſur cet effet, je leur ai démontré dans mon premier mémoire, page 141 du Journal de Médecine, mois d'Août 1770, la cauſe de ce phénomène & ſa terminaiſon avantageuſe. Je le répète encore ici, en leur obſervant qu'il n'eſt guères poſſible qu'un remède attaque la cauſe d'une maladie quelconque, ſans en réveiller juſqu'à un certain point l'effet, & ne faſſe rétrograder ſa marche pour la détruire.

Si l'efficacité des eaux de Bourbonne eſt conſtamment, prouvée par l'expérience journaliere, dans les maladies dont je viens de faire l'énumération, elle n'étoit pas moins connue des anciens, qui, voyant sans prévention ni systême, ont sçu l'apprécier & la faire remarquer. J'ai déja rapporté ce qu'en disent MM. Hubert, Jacob & Thibault sur les maladies spasmodiques, dans le Journal de Médecine, mois de Juillet 1770, pag. 25 & 26, dans le Traité du premier qui a été imprimé la premiere fois à Lyon, en 1570, & la seconde, en 1600, on y lit des remarques si intéressantes sur les maladies où les eaux conviennent & leur application, qu'il est étonnant que l'on se soit endormi pendant un si grand nombre d'années sur leurs vertus, particuliérement sur leur vertu fébrifuge; voici ce qu'il en dit. « La taigne, la rache & autres » infections du cuir qui gâtent le poil, le » déracinent par une corruption d'humeurs, » y sont guéries & nettoyées.

» Les douleurs de tête, quelqu'espece » de migraine entretenues par l'abondance » de pituite, humeurs froides, se dissipent » insensiblement & sont guéries.

» Le poumon farci de gros phlegmes qui » empêchent la respiration, faisant obstruc- » tion, difficulté de respirer, est déchargé; » le phlegme liquéfié, fondu, est plus fa- » cilement craché, digéré. Ici faut l'assis-

» tance de l'expert médecin, pour conduire » les eaux.

» Les mêmes eaux ſont propres aux bat-» temens & palpitations de cœur, aux peurs » & terreurs provenant d'humeur froides » & mélancoliques.

» Pour douleur d'eſtomac & débilité, el-» les ne doivent être négligées. Leur breu-» vage y eſt ſouverain, & emporte le poids » par deſſus tout autre remède.

» Les coliques, il n'y a remède plus » particulier que ces eaux.

» Elles ſont ſingulieres pour les obſtruc-» tions du foie, de la rate, du méſentère, » du pancréas, des reins, à la rétention des » humeurs utérines, vieux ulcères, ſquir-» rhe de la matrice, rélaxation de ſes li-» gamens, ſtérilité, avortement, ſuffoca-» tion & autres incommodités.

» Quant aux douleurs arthritiques, ſcia-» tique, goutte, ſcorbut, c'eſt plutôt un » miracle qu'un remède.

» Les fiévres invétérées, longues, lentes, » nocturnes, quartes, intermittentes, y » ſont auſſi güéries.

» Sont excellentes pour chaſſer le ſable, » la gravelle des reins, de la veſſie. Des » graveleux en ont reſſenti des admirables » effets. »

LXVII. Obs. « Signament, honorable

» homme Claude Vosgien, frere de honnête dame, dame Hugues Vosgien, de présent demeurant à Coiffy, laquelle m'a assuré que sondit frere, attaqué de colique néphrétique, de gravelle, après tous les remèdes imaginables, expérimenté même l'usage des eaux de Plombieres, ne fut guéri que par la boisson de nos eaux chaudes de Bourbonne, & ce en l'année mil cinq cent cinq, qui fut le commencement que nos eaux furent potables.

» La cachexie ou mauvaise habitude de tout le corps, la jaunisse y sont guéries par la boisson de ces eaux qui mène le fiel en sa boursette ou réceptacle ordinaire, & y étant reçu, il ne regorge aux reins & vaisseaux, & ne rend le corps ainsi jaune.

» La ratelle, nourrie d'un sang grossier, terrestre & mélancolique, en est soulagée par un grand & long usage.

» Les pâles-couleurs des filles, les humeurs froides écrouelleuses, la mélancolie, les vapeurs, en un mot toutes maladies froides, humides, même la grosse vérole, avec remèdes propres, y trouvent guérison, en buvant de l'eau chaude & se baignant; l'expérience s'en fait si souvent, qu'il n'est besoin d'autres preuves & raisons que la pratique journaliere.

» Toutes les affections, maladies, symp-

» tômes, auxquels nous avons dit que les » eaux en bains apportent un notable sou- » lagement ou entiere guérison, sont bien » aidés & avancés en leur cure par la » boisson des eaux chaudes, car un mal » attaqué au-dehors & au-dedans par re- » mèdes si efficaces & salutaires, mal-aisé- » ment peut-il résister.

» L'heure du jour pour boire les eaux, » est le matin, la digestion bien faite, & » après avoir très-peu soupé.

» La quantité de l'eau se mesure selon » la force & la capacité de l'estomac; on » commence à en boire par six, sept, » huit ou neuf onces, en augmentant de » jour en jour, & suivant que l'estomac en » pourra porter, pour ne le point débifer.

» Pour en recevoir soulagement, il faut » les boire peu à la fois, pendant quarante » jours; puis, après un repos suffisant, les » boire encore quarante autres, les quaran- » taines étant fort recommandables pour » la guérison.

» Plusieurs s'imaginent que, pour pren- » dre les eaux minérales de Bourbonne, » il ne faille faire autre chose que de se » jetter dedans à corps perdu, au surplus » voudroient vivre à leur liberté; les au- » tres, mieux avisés, suivent l'avis du ratio- » nel médecin.

» Pour régler les uns & les autres, faut

» tenir pour maxime que le régime de vivre est si nécessaire en buvant des eaux » minérales, que sans icelui on se tourmente » en vain à prendre & faire tant de sortes » de remèdes pour rétablir sa santé. Tous » ceux donc qui boivent ces eaux se doivent proposer la sobriété ès mangé & » au boire, & l'observer.

» Nos eaux de Bourbonne, outre leurs » qualités manifestes, elles ont encore des » propriétés occultes, qui ne se reconnoissent que par une longue expérience, & » font qu'il faut souvent s'opiniâtrer en leur » usage pour bien des maux, nonobstant » que quelque nouveau médecin voudroit » dire être contraires à certaines maladies; » car le résultat & fermentation ès mixtion » de ces minéraux, fait ce que nous ne » sçaurions jamais faire par art, & fait ce » que le tems & l'expérience nous apprend. » Oribase, médecin de l'empereur Julien, » parlant des eaux semblables aux nôtres, » dit qu'il faut connoître la faculté des eaux » par expérience; car d'en donner parfaite » connoissance, cela ne se peut: *Facultas* » *aquarum sponte nascentium assumenda* » *est ex iis quæ experientia comprobantur,* » *exquisitam enim notitiam tradere non possumus* (*a*). »

(*a*) Traité des admirables vertus des eaux

Il résulte de tout ce que je viens de rapporter, que, dans tous les tems, la connoissance des eaux minérales & thermales a plus dépendu de l'œil attentif de l'observateur éclairé, que du flambeau de la chymie; & que, dans tous les tems, elles ont trouvé des contradicteurs, mais que leurs effets constans & soutenus ont toujours terrassés.

Les modernes qui cultivent aujourd'hui la chymie avec autant de profondeur que d'éclat, ont senti toutes les difficultés qui se rencontrent dans l'analyse des eaux minérales & thermales, & en ont prévenu le public.

Nous lisons dans le Dictionnaire de Chymie, Tome Ier, page 358, « que les opé» rations chymiques auxquelles on est obligé » d'avoir recours pour analyser les eaux » minérales, sont quelquefois capables d'oc» casionner des changemens essentiels dans » les substances même qu'on cherche à re» connoître; &, ce qui est encore plus re» marquable, ces eaux sont susceptibles d'é» prouver d'elles-mêmes, par le mouve» ment, par le transport, par le repos, par

---

chaudes de Bourbonne-lez-Bains en Bassigni, mises en lumieres par Hubert Jacob, maître chirurgien du lieu d'Anrosey, au voisinage de Bourbonne, dont, jusqu'à présent, nul a écrit, pages 35, 36, 37, 42 & 43.

» la ſeule expoſition à l'air, des changemens » ſi conſidérables, qu'elles en deviennent » méconnoiſſables. »

Ces changemens ſe remarquent ſur-tout dans les eaux minérales ferrugineuſes, ſpiritueuſes ou gaſeuſes. Ils ſont même ſi prompts dans la plûpart d'elles, qu'hors de la ſource, elles ne donnent plus aucun indice de leur caractere; que le ſimple ſecouement ou la plus légere impreſſion de chaleur qu'elles éprouvent, même celle de l'atmoſphère, fait précipiter les particules martiales des unes, enleve le gas aux autres, & les réduit à l'eau ſimple : d'où il ſemble que l'air que contiennent ces eaux, ſert comme de point d'appui & de ſoutien au mars des ferrugineuſes, & d'ame aux gaſeuſes, puiſque dès qu'il en eſt dégagé, les premieres ſe troublent, laiſſent précipiter leur fer, ne ſe colorent plus avec l'infuſion ou la projection des ſubſtances acerbes, & les ſecondes perdent leur piquant.

Les nôtres, qui renferment beaucoup de parties fixes, ne ſont point expoſées à ces changemens; elles ſouffrent les plus rudes ſecouſſes, l'action même du feu, ſans les éprouver : c'eſt auſſi par cette raiſon qu'elles peuvent être tranſportées au loin, pourvu qu'elles ſoient dans de bonnes bouteilles de verre, neuves, exactement bouchées & gaudronnées, & produire de très-bons effets. Celles qu'on emporte dans des vaisseaux de bois ou autres mal conditionnés, se corrompent très-vîte.

Les expériences chymiques nous apprennent qu'elles contiennent, par livre d'eau, soixante-trois grains de sel de la nature du sel marin, quatre grains trois quarts de sélénite, deux grains un quart de terre absorbante; tous les indices du fer, sont d'ailleurs si sensibles dans leurs boues ou sédiment, que l'acide vitriolique ou nîtreux en dissout une assez grande quantité en même tems qu'il dissout la terre absorbante qui s'y trouve abondamment.

Après leur dessiccation à l'air, qui est très-difficile, étant grasses & onctueuses, la pierre d'aimant en enleve une poudre noire ferrugineuse très-fine, en forme d'aigrette, pourvue de tout son phlogistique.

Sur la fin de l'évaporation, je m'attendois de trouver quelque portion de sel marin à base terreuse, ou de sel de Glauber, étant assez ordinaire d'en trouver dans les eaux qui contiennent du sel marin; mais je n'eus pas la moindre marque ni de l'un ni de l'autre.

Elles présentent une odeur de foie de soufre très-forte : cette odeur a voulu y faire trouver du sulfureux; mais l'examen qu'en a fait M. Monnet lui a prouvé qu'il n'y avoit rien qui en approchât. Celui que j'ai répété depuis lui avec M. Aubertin, très-habile apothicaire de cette ville, m'a confirmé la même chose. Une cuiller d'argent bien nettoyée, suspendue à la vapeur de ces sources, n'y a point été colorée. Un nouet de litharge & un de céruse, aussi exposés à leurs vapeurs, & ensuite à l'orifice d'un vaisseau, au moment même qu'il étoit rempli d'eau sortant de la fontaine, n'y ont pas été non plus colorés, pas même ternis.

On ne doit pas toujours, disent MM. Monnet & Macquer, le premier dans son Traité des Eaux minérales, pages 56 & 64, & le second dans son rapport des Eaux de Montmorency à l'académie royale des sciences, rapporter la cause de la vapeur du soufre ni au foie de soufre lui-même, étant souvent le produit de tout autres matieres. On n'ignore pas que les latrines & la putréfaction des végétaux donnent la même odeur, & colorent les substances métalliques.

Les différentes matieres obtenues de nos eaux par l'analyse, mises en dissolution dans une quantité d'eau simple, proportionnée à celle dont on les auroient tirées, présente cette différence avec l'eau de la source minérale; que celle-ci a un goût plus moëlleux, plus agréable que la premiere; que celle-là laisse sur la langue & le palais une impreſſion ſaumâtre irritante : d'où il eſt aiſé de conclure que le feu qui a ſervi à l'extraction de ces matieres, les a conſidérablement altérées, & en quelque ſorte dénaturées. L'eau factice cauſe de la ſéchéreſſe & de l'altération, tandis que celles de nos ſources produiſent l'effet contraire.

Sont-elles deſſéchantes, roidiſſantes, racorniſſantes, fougueuſes, irritantes, effarouchantes? C'eſt une queſtion futile, qu'il faut laiſſer aux diſſertateurs ſur le vin de Champagne mouſſeux, qui pourront lui donner du poids. Sont-elles échauffantes? ſont-elles rafraîchiſſantes? La derniere queſtion paroîtra à pluſieurs paradoxale : *Lites ſub judice ſunto.*

LXVIII. Obs. « Mlle de Courtaillon, de » Montdoré, demeurant à Bourbonne, d'un » tempérament fort & ſanguin, dont les hu» meurs ſont âcres & alkaleſcentes, *ſexûs* » *purpurei flores defloreſcentibus annis* » *jam non penes ſe*, étoit fatiguée & tour» mentée jour & nuit d'une ſoif idiopathi» que, qui duroit depuis dix-huit mois ſans » que rien y pût remédier. Vingt pintes » d'eau par jour paroiſſoient plutôt l'aug» menter que l'étancher, *plus erant potæ*, » *plus ſitiebantur aquæ.* Ses lèvres étoient » toujours ſéches & brunes, comme racor» nies; elles les pinçoit à chaque inſtant » avec les dents : ſa langue étoit profon-

» dément ſillonée, articuloit avec quelque » difficulté ; elle avoit ſouvent la bouche » béante, l'appétit étoit languiſſant ; elle » paſſoit les nuits preſque ſans dormir, dans » des rêves triſtes & des agitations paſſa- » geres & ſpontanées, fréquentes ; tout » ſon corps ne pouvoit preſque plus ſouffrir » ſes couvertures, quelques légeres qu'elles » fuſſent, & quoique l'hiver fût des plus » rudes. Elle ne craignoit rien tant que de » devenir hydropique ; & cette crainte lui » étoit plus à charge que ſa ſoif même : *Se* » *ſemetipſam flebat querula funeri maturo* » *propriorem, ſuaſque obvio cuilibet exe-* » *quias antè annum celebraturas propalan-* » *tem.* Je la raſſurai de mon mieux, quoi- » que je craigniſſe avec elle la fin de ſa ſoif : » *Sitis præter naturam malum non eſt con-* » *temnendum, quoniam & nutritioni obeſt* » *& vires valdè dejicit.... indè cachexiam* » *& alios graviſſimos morbos incidunt, imò* » *ſæpè mortem ſibi attrahunt* (a). Les ti- » ſanes rafraîchiſſantes, les bouillons dé- » layans, les aigrelets, le ſyrop de limon, » le nître, ce puiſſant ſédatif ſi accrédité » dans les écoles d'Allemagne, le quinquina » en petites doſes, qui, ſelon M. Hecquet, » Sthaal, Neuter, Charles Albert, eſt un

(a) Sennert, *Pract. lib.* 3, *part.* 1, *ſect.* 2, *cap.* 7.

» calmant (*a*), les gargarisations de toutes » especes, tout échoua.

» Je connoissois déja quelques faits qui » m'avoient laissé fortement imprimé dans » l'esprit, que, dans certains cas semblables » à celui-ci, notre eau avoit réussi : je la pro- » posai à Mlle de Courtaillon. Je réalisai » mes offres : elle en but trente jours, une » pinte & plus par jour, pendant l'hiver » 1754 : elles passoient bien par les urines » & par les selles ; elle sentit sa soif s'ap- » paiser, se réduire à sa soif naturelle, & » elle jouit depuis cet usage de sa santé or- » dinaire : *Hydropis omni metu fugato.* »

LXIX. Obs. Lorsqu'un empoisonné par des âcres ou des caustiques, a échappé aux dangers de l'érosion, de la déprédation des parties viscérales, à leur bouleversement spasmodique, à leurs convulsions locales, telles que la colique, le vomissement, le hoquet, qui, devenant générales, ne finissent souvent qu'avec la vie ; le genre nerveux a reçu des impressions fâcheuses, même funestes, qui donnent lieu à des crampes, à la contracture des membres, à la paralysie, à des foiblesses d'estomac & à des langueurs mortelles : nous avons vu de ces malades qui usoient des eaux avec

(*a*) Voyez M. Hecquet, Réflexions sur l'usage de l'opium.

fruit, & je m'en tiens à un exemple récent.

M. Moreau, curé d'Aulnay-ſur-Marne, près Châlons en Champagne, y arriva ſur la fin de Septembre, empoiſonné par accident, depuis ſix ſemaines ou deux mois. Ce qui l'inquiétoit le plus, étoit une paralyſie univerſelle qui faiſoit des progrès journaliers : il ne pouvoit faire un pas, ſe ſoutenir ſur ſes jambes; il falloit le porter : il n'avoit aucun uſage des bras & des mains; il étoit néceſſaire de lui couper ſes morceaux & les lui mettre à la bouche.

Les eaux topiques & en boiſſon arrêterent le progrès du mal; & en un mois de tems il les quitta, commençant à faire quelques pas, ſeul & appuyé, à recouvrer les mouvemens des bras. Le 28 Décembre il écrit : « Quinze jours après mon retour, j'ai » été en état de faire mes fonctions de curé » & de voyager à pied; je ſens encore du » mieux depuis, mes pieds & mes mains ſe » fortifient; cependant mes doigts éprou- » vent encore de légeres convulſions, & » n'ont pas encore toute leur ſenſibilité : » mon eſtomac eſt bon, & même meilleur » qu'avant mon accident. »

J'apprends aujourd'hui 25 Mai 1771, par l'arrivée de M. Moreau à Bourbonne, qu'il ne lui reſte plus, de tous ſes accidens, qu'une très-légere ſtupeur à l'extrémité des deux derniers doigts de la main droite, &

à l'articulation de la jambe avec le pied.

Les eaux furent bues, au plus à titre de coprotiques, comme ſtomacales, fortifiantes, nervines, anti-ſpaſmodiques; ce ménagement étoit dû ſpécialement à l'eſtomac qui avoit été travaillé par le poiſon, qu'il n'auroit pas convenu d'inonder, diſtendre, fatiguer, ſurcharger; d'où les purgatifs n'entrerent point dans la cure, à laquelle préſiderent le régime & l'application ſcrupuleuſe de cet axiome, qu'il eſt auſſi prudent d'adopter dans ce cas, qu'il ſeroit ridicule de l'écarter dans d'autres conjonctures : *Omnia purgentia vim habent deleteriam.*

M. le Maire, dans ſon Eſſai ſur la maniere de prendre les eaux de Plombières, prétend que par une boiſſon abondante, outrée, dont il expoſe les inconvéniens, dont il reproche l'abus aux buveurs d'eau minérale, l'eſtomac eſt atteint d'une paralyſie paſſagere, telle, ou à-peu-près, que celle qu'éprouvent ceux qui ſont mal ou durement accoudés, aſſis trop long-tems ou inégalement.

L'exercice eſt d'autant plus néceſſaire aux impotans, que leurs membres ne s'y prêtent que peu ou point; il coopere d'ailleurs à l'action des eaux, s'il n'eſt immodéré. L'uſage de la brandilloire fut auxiliaire & familier; elle procuroit à M. le Curé des moiteurs ſalutaires. Nous la formons avec

avec un cordeau cablé, roulant ſur une poulie de quinze à ſeize pouces de diametre, attachée verticalement à un plancher ou autrement; il fournit (le cordeau) deux branches, une pour le côté droit, l'autre pour le côté gauche. A chacune de leur extrémité, eſt aſſujettie une ſorte de crémailliere de huit pouces de longueur, d'une demi-ligne d'épaiſſeur, de quatre de largeur, percée de ſix trous ronds également eſpacés, deſtinés à hauſſer ou baiſſer une ſuſpenſoire à crochet pour le bras.

La même ſuſpenſoire, à la faveur d'une même crémailliere, & d'un bout de cordeau de douze à quinze pouces de longueur, aſſorti, à une de ſes extrémités, d'un crochet, ſert pour les jambes, en reculant d'un pied, plus ou moins, le fauteuil ſur lequel le malade eſt poſé, pour être exercé ou s'exercer.

Chaque ſuſpenſoire eſt formée d'un cimeau ou liſiere de drap, de quatre doigts de largeur, ou d'autre étoffe doublée, piquée, de même largeur, bordée d'un fleuret ou ruban, formant une anſe ſimple ou double pour recevoir le bras ou la jambe paralytique, les aſſujettir plus commodément, en engageant une des anſes à la partie inférieure du bras au-deſſus des condyles de l'humerus, & l'autre à la partie inférieure de l'avant-bras près du poignet.

L'anſe deſtinée à recevoir l'extrémité inférieure doit porter une traverſe pour ſoutenir la plante du pied, afin que, dans les différens mouvemens, la jambe ne paſſe pas à travers. Dans cet état, le bras ſain, paſſé dans l'anſe de la ſuſpenſoire, oppoſée à celle qui ſoutient la partie malade, fait deſcendre & monter le cordeau qui lui répond, & donne au membre paralyſé & à toute la machine tel degré de mouvement qu'on juge à propos. La même manœuvre s'exécute pour la jambe affectée, avec la jambe ſaine. Si toutes les parties ſont impuiſſantes, on juge bien qu'il faut une autre perſonne pour mouvoir la brandilloire.

Le fauteuil de poſte ou trémouſſoir (*a*), n'eſt ni ſi ſimple, ni ſi portatif qu'une poulie; on eſt expoſé dans ce trémouſſoir à des ſecouſſes de devant en arriere, de droite à gauche, & de haut en bas. Tantôt ces différens mouvemens ſe ſuccedent de différentes façons; tantôt ils concourent pluſieurs à la fois. On peut à ſon gré les rendre plus bruſques ou plus doux, plus prompts ou plus lents, plus violens ou plus foibles.

Outre que la poulie participe à ces avantages, ſans avoir les inconvéniens de baloter les eaux, les alimens dans l'eſtomac, ce qui pourroit nuire à la diſtribution des

(*a*) Mercure de France, mois d'Avril 1735.

eaux, à la digeſtion, faire vomir les eaux & les alimens ; elle a, comme le trémouſſoir, celui (qui eſt principal) de remêler efficacement, mais partie par partie, toutes nos liqueurs ſtagnantes, de les réſtituer à la marche & à l'équilibre général, en facilitant l'influence des eſprits, en faiſant agir ou réagir leur mouvement circulaire de la circonférence & des extrémités au centre, &, *vice verſâ*, ſans heurts & ſans trouble ; ce qui n'eſt pas à négliger pour des apoplectiques, des vaporeux, des malades ſujets aux vertiges, aux palpitations, difficultés de reſpirer, qu'un mouvement donné de toute la maſſe, qui la remue en bloc & par le tronc, pourroit bleſſer, même malgré les précautions.

Le trémouſſoir a donné lieu à une obſervation de M. Aſtruc, imprimée dans le même Mercure, ſur les avantages de la ſobriété & de l'exercice. Il y a encore dans le Mercure de Décembre 1734, un Mémoire ſur l'utilité & l'uſage du tremouſſoir; au moins la difficulté de le procurer à nos malades, quelqu'utile qu'il ſoit, nous a fait recourir à la poulie. Ce que l'on peut ſe donner ſans peine & ſans frais, touche à l'indifférence : je réclame pour elle tout ce qui conſtitue l'avantage eſſentiel & principal de cette machine, qui ne le poſſede peut-être pas à un plus haut degré ; l'exercice de la brandilloire peut exciter le mouvement du ſang juſqu'à la ſueur, ſans fatigue.

On voit, par l'obſervation de M. le curé d'Aulnay, que les eaux, loin d'avoir agacé, irrrité un eſtomac encore ſouffrant de l'impreſſion des parties cauſtiques rongeantes, auxquelles il a été expoſé, il en a été au contraire rétabli & devenu meilleur qu'auparavant.

A l'idée des ſubſtances ſalines ſe joint communément celle de l'aiguillon, de l'irritation, de la corrugation. M. Pomme en abuſe, en ſuppoſant faſtidieuſement des nerfs racorniſſables à tout inſtant, que les ſels & les eſprits ne peuvent aborder ſans tumulte & ſans léſion : il oublie ſans doute qu'il boit, qu'il mange. Qu'il ne boive plus ; qu'il ne mange plus : tous ſes nerfs ſe racorniront, ſes eſprits s'effaroucheront. Il y a plus de ſel fixe ou volatil dans les liquides & les ſolides alimenteux journellement employés, ſans comparaiſon, que dans deux ou trois livres d'eau de Bourbonne.

Dès l'inſtant de la fécondation, nous ſommes formés avec du ſel, notre machine ſe développe & s'accroît avec lui ; il ſert à la perfection du chyle & des autres liqueurs qui en émanent (*a*) : nous le retrouvons,

(*a*) Voyez ce qu'en dit M. Gardane, médecin de la faculté de Paris, dans une très-belle thèſe dont il eſt l'auteur.

ſuivant les analyſes de MM. Macquer & Cadet, dans le lait, dans le ſang, la bile & autres ſubſtances animales. Deux livres de petit-lait contiennent, (ce que M. Pomme vraiſemblablement ignore,) à-peu-près ſix à ſept gros de matieres ſalines, de nature bien différentes les unes des autres.

Sans le ſel, nos liqueurs & nos vaiſſeaux n'auroient aucune valeur; ſi on en trouve qui lui ſoit analogue, capable de s'aſſimiler avec lui facilement & d'emblée, d'en réparer les déſordres, le dépériſſement, d'une maniere plus conſtante, ſupérieure aux ſels officinaux mêlés aux alimens; ſi les maux d'eſtomacs, la fiévre & le ſpaſme lui cedent, on trouve un ſtomachique, un anti-quarte, un anti-ſpaſmodique. Le prince de la médecine a penſé que le levain de la fiévre-quarte, qui n'excite pas de grandes convulſions, en détruit le principe, s'il eſt détruit lui-même : *A quartanis cœpti, non admodùm à convulſionibus capiuntur. Si verò priùs capiantur, & quartana ſupervenerit, liberantur* (a).

Riviere dit poſitivement, ſi la fiévre-quarte attaque un épileptique, & dure long-tems, elle le guérit (*b*).

On ne doit enfin s'attacher qu'à ſçavoir

(*a*) Hippocrate, aph. 70, ſect. 5.
(b) *Prax. Medic. lib. I*, ch. 7, page 177.

lydio lapide, si un remède guérit ou non ; & il n'est point si nécessaire de s'appésantir sur les causes obscures & cachées des maladies qu'on ne fera peut-être jamais sortir du chaos, que de saisir promptement les remèdes qu'on connoît, pour s'en délivrer nuit & jour. Sauver un malade, si l'on peut, en ne perdant point le tems dont l'avarice est aussi noble, que son mauvais emploi est nuisible & honteux : *Hæ latentium rerum conjecturæ ad rem non pertinent ; quia non interest quid morbum faciat, sed quid tollat* (a).

M. Pomme accusera-t-il les plus grands maîtres de la capitale & autres villes du royaume, qui ont envoyé le plus grand nombre des malades qui font le sujet des observations de ce Mémoire, de leur avoir prêté des secours aussi avides que meurtriers ? Les soupçonnera-t-il de ne pas connoître la méthode délayante & humectante, & de ne pas sçavoir l'apprécier ? Accusera-t-il les eaux d'avoir mutilé les malades ? & croira-t-il encore qu'elles agissent avec fougue ? Demandera-t-il enfin où il existe des observations contraires aux siennes ? C'est ce que je ne puis me persuader, ou il faudroit qu'il fût aussi incrédule que prévenu, pour se refuser à l'évidence.

(a) *Celsus præf. lib. I.*

Si cependant il s'obstinoit, & que ces faits multipliés ne lui suffissent pas, je lui en fournirois encore d'autres, qui, en portant comme ceux-ci le caractere de vérité si essentiel en médecine, l'engageroient peut-être, sinon publiquement, du moins tacitement, à leur rendre hommage & à revenir de son erreur.

Pour le convaincre pleinement & entiérement, & ne plus lui laisser de doute sur les effets pernicieux & funestes que gratuitement il suppose aux eaux thermales, je peux lui prouver, par le relevé des registres mortuaires de nôtre hôpital depuis 1730, que, sur le nombre de trente à trente-cinq mille hommes qui y ont passé pendant cet espace de tems, à raison de huit à neuf cents qu'on y envoie année commune, il n'en est mort que quarante-six, encore la plûpart vieux.

Si on consulte ceux de la paroisse, le calcul se trouvera, relativement au grand nombre d'étrangers qui viennent de toutes les parties du royaume, même des royaumes étrangers, en proportion de celui-ci, malgré que souvent nous voyons des malades qu'on envoie à la derniere extrémité, désespérés, ou incurables de toute incurabilité, périr sans avoir respiré la vapeur des eaux, auxquelles néanmoins on impute leur mort.

On peut mourir aux eaux comme ailleurs. Tous les jours on meurt d'une maladie inflammatoire, d'un membre ſphacélé ou amputé : proſcrira-t-on pour cela la lancette & la ſcie ? Apprenez, au contraire, à les manier & ne les employer qu'à propos. Mais, hélas ! quoi qu'il en ſoit, le démon de l'envie & de la rivalité annoncera & publiera bientôt que ce ſont les eaux meurtrieres qui ont fait périr celui-ci, que c'eſt la ſaignée qui a enlevé celui-là, & l'amputation qui a tué cet autre. Vaines déclamations, dont les motifs connus par les hommes ſenſés & raiſonnables, ſeront toujours regardés par eux avec mépris & indifférence.

Si, après ces détails, M. Pomme ſe plaint des difficultés qu'il rencontre dans la cure des affections vaporeuſes & hypocondriaques par les eaux thermales, il doit en accuſer l'opiniâtreté & la bizarrerie de ſa théorie racorniſſante, & s'imputer à lui-même le défaut de connoiſſances qu'il a de ces eaux & de leurs principes conſtitutifs. Il me pardonnera ſans doute ce reproche ; & j'eſpere qu'il me ſçaura gré de la franchiſe avec laquelle je lui fais part des vertus & effets des eaux, & de la maniere de les employer dans ces deux affections, qui ſont d'autant plus communes aux deux ſexes, qu'elles les attaquent même ſans diſtinction.

J'espere aussi que ces mêmes affections, dont elles n'ont point suspendu les symptômes par un effet enchanteur, mais qu'elles ont réellement guéries, non pas chez l'enfant de neuf ans, ni celui de neuf mois, mais bien chez les adultes, imposeront silence & feront cesser de parler ; quoiqu'au reste, en considérant dans le lointain les brigues, les cabales de l'erreur, & tous les différens rôles que font la méchanceté & la haine dans ces cas, je remarque que ces cris, qui de près paroîtroient sans doute des rugissemens, ne sont que des cris de grenouilles qui se perdent dans la sphère d'un étroit horizon, & que les traces de ces reptiles s'effacent dans leur limon : *Di benè fecerunt, quod me pusilli finxerunt animi parva & perpauca loquentis.*

LXX. OBS. M. de B.... officier-major de cavalerie, avoit été blessé d'un coup de feu au travers de la cuisse, à la bataille de Rosback ; un gros morceau de culotte de peau y resta cantonné & engagé près de deux ans, malgré d'abondantes suppurations qui se terminerent par une cicatrice très-bonne & très-ferme, sous laquelle se faisoient néanmoins sentir quelques douleurs profondes, passageres & recurrentes, qui ne nuisoient que peu aux exercices ordinaires, l'équitation exceptée.

Les eaux en bains & douches, les boues

minérales en cataplaſmes, réveillerent & aiguillonerent ces douleurs; il fallut ceſſer les douches, qui ne pouvoient plus s'appliquer ſur une partie tendante à l'inflammation : les bains & les boues ne furent point ſupprimés; & en trois ou quatre jours, ſans ſuppuration, au moins ſenſible, la cicatrice ancienne s'étant défaite, parut un corps étranger que le bleſſé tira lui-même avec aſſez de facilité, peu d'effuſion de ſang, & ſans ſecours de la chirurgie.

Les boues alors furent ſupprimées comme les douches, par une raiſon qui ſe préſente naturellement; les bains ſeuls furent ſuivis encore trois ou quatre jours; & la nouvelle ſolution de continuité n'empêcha point l'ancienne cicatrice de ſe reconſolider & de devenir, ſous l'eau, telle qu'elle étoit avant l'expulſion du corps étranger, ſans avoir employé aucun topique.

Bientôt le bleſſé recouvra toute la force & toute la liberté des mouvemens de la cuiſſe & de la jambe; ſa ſatisfaction fut ſi complette, que l'enthouſiaſme prit ſa place, échauffa ſa verve, & fit, par reconnoiſſance, à la louange des eaux, des vers qui auroient mérité de voir le jour. Il partit à cheval.

LXXI. Obs. M. Beaulieu, lieutenant au régiment de Cuſtine, pour ſuite de coup de feu qu'il reçut à la face pendant la guerre de 1745, ſe rendit aux eaux de Bourbonne dans le mois de Mai 1747. La balle porta sur l'angle antérieur de l'os de la pommette du côté droit, traversa l'os maxillaire auquel il se joint, & resta cantonnée, malgré de très-longues & très-abondantes suppurations, & l'exfoliation de plusieurs piéces osseuses, sur la partie postérieure des os palatins vers le tranchant du vomer. La présence de ce corps étranger, qui lui gênoit prodigieusement la respiration & l'élocution, ne pouvant parler qu'avec peine & en nazillant, le fit recourir à divers moyens pour s'en délivrer, qui tous étant devenus inutiles, le déterminerent à son voyage.

Le surlendemain de son arrivée, on lui conseilla de se gargariser & s'éponger la gorge plusieurs fois le jour avec nos eaux : on y joignit dans la suite quelques douches légeres; &, après deux mois de ces exercices, il se montra une tumeur près le voile du palais, qui fermoit presque toute l'arriere-bouche, empêchoit la respiration & la déglutition, & inquiétoit fort le malade : une simple pression avec le bout du doigt la fit ouvrir, & fit tomber dans la bouche la balle qui en sortit sous une forme triangulaire, inégale, raboteuse & très-fétide. Après son expulsion, les eaux en boisson de deux jours l'un, & en gargarisme tous les jours, furent encore continuées pendant un mois, après lequel, & quelques légeres exfoliations membraneuſes, il s'en retourna parfaitement guéri, & parlant très-bien.

Il y a des exemples d'expulſions de corps etrangers & d'exfoliations; mais leur traitement ordinairement prévu, où ceux-ci ne le furent pas, ſont longs, difficiles, compliqués, variés, toujours ſubordonnés au vice du ſang ou à des cauſes procatartiques; ce n'eſt qu'à l'hôpital militaire où on peut les ſuivre, les épier pour ainſi dire, en les comparant d'années à autres dans leurs marches.

Il eſt à croire que le morceau de peau, la balle, ne ſe ſeroient point dégagés de leurs entraves, ſans quelques accidens graves, plus ou moins tardifs, auroient amenés des dépôts pour ſe préparer des iſſues que les eaux ont facilitées & abrégées, ſans ſymptômes équivoques, comme un ulcere ſinueux ou fiſtuleux, qui finit quelquefois par carie vermoulue ou exfoliante, exfoliation, débris de couches membraneuſes, aponévrotiques, tendineuſes; ce qui les rend trop ſouvent incurables, au péril des principes vitaux & organiques.

Ce n'eſt pas que je prétende que l'hyſtérie ou les vapeurs ſoient épileptiques, comme le penſent André, médecin Anglois, & Junker, médecin Allemand: ſi cela arrive, cela eſt très-rare; M. Tiſſot en eſt convaincu, & aſſure qu'ils ſe ſont trompés, qu'il n'a jamais vu cette maladie dégénérer en épilepſie (*a*) : il obſerve (*b*) que, dans les épilepſies ſtomachiques, inteſtinales & méſentériques vermineuſes, les eaux minérales chaudes réuſſiſſent quelquefois très-bien ; qu'il a employé, dans ces cas, celles de Balaruc modérément & à petites doſes avec le plus grand ſuccès. M. le Roi, dans ſon Mélange de Phyſique & de Médecine, aſſure auſſi les avoir employées de la même maniere & avec le même ſuccès dans les maladies vaporeuſes ſpaſmodiques, dépendantes d'un état maladif de l'eſtomac & du canal inteſtinal, comme auſſi dans les épilepſies récentes, qui lui ont paru être déterminées par des matieres bilieuſes, âcres, accumulées dans les premieres voies, & ſur-tout dans l'eſtomac. On ſçait que nos eaux ſont analogues à celles-ci, ſans être auſſi actives ni purgatives ; qu'elles contiennent en moindre quantité le même principe ſalin (*c*), excepté que, dans leur diſpenſation, elles ſont employées intérieurement en bien moindre doſe ; ce qui fait qu'on peut les continuer,

---

(*a*) M. Tiſſot, Traité de l'Epilep. art. XIII, page 176.

(*b*) *Ibid.* art. XVIII, pages 238, 240, 243, 303, 354.

(*c*) Parallèle des eaux de Balaruc & de Bourbonne ; par M. Venel.

vingt, trente, jusqu'à quarante jours, dans les cas où la boisson seule convient; & en bains & douches d'un degré de chaleur beaucoup plus tempéré, afin d'éviter la raréfaction des liqueurs, l'augmentation du diamètre des vaisseaux, & du cours des premieres, ainsi que la pression générale, d'où suit nécessairement l'engorgement, des sueurs violentes & forcées, qui, en fatiguant & disproportionnant la partie blanche d'avec la partie rouge du sang, entraînent des accidens plus ou moins graves, empêchent qu'on n'en suive l'usage aussi long-tems qu'il seroit nécessaire dans presque tous les cas possibles; méthode qui, pour avoir été trop en vogue & préconisée autrefois, & contre laquelle il est encore difficile de faire revenir certaines gens, aura établi le préjugé contre ce remède.

Si les eaux de Sedlitz, qui sont trois fois plus salines que celles de Balaruc, sont employées par Hoffmann dans cette maladie cruelle, qui a pour symptômes tout ce qui est de plus violent en spasmes & en convulsions, où la langue a été amputée, les dents cassées & les membres luxés; si le sel qu'on appelle *tartre stibié*, qui n'agit que par les ressorts convulsibles de nos machines; si les purgatifs résineux drastriques, salins, sont donnés & administrés par les Hoffmann, les Tissot, quoique plus agaçans que nos eaux ; s'ils peuvent la guérir, je me range avec eux ; &, quoique de si loin, imitateur de ces grands médecins qui font tant d'honneur à l'humanité, en lui sacrifiant, avec autant de zèle que de désintéressement, tous leurs soins & leurs veilles, j'abandonne M. Pomme & le livre à ses vues ; je le laisse se complaire dans le projet de détruire toute cette secte perverse (*a*) de Hoffmann, de Tissot, & autres médecins célébres étrangers & François. On lui permettra de se croire un envoyé du ciel, pour leur faire leur procès (*b*), de dresser des soi-disans recueils de piéces qu'il ne fait que répéter, retourner d'*in*-12, en *in*-8°, sans jamais répondre à rien avec solidité, en s'écartant perpétuellement de tout ce qui touche au vrai but.

Puisque vous possédez si bien, M. Pomme, & seul, le grand secret de manier l'eau commune ; que les eaux minérales qui en réunissent aussi toutes les vertus, comme je vous l'ai prouvé (*c*), sont inutiles, nuisi-

(*a* Voyez la Lettre de M. Pomme, Journal encyclop. mois de Juin 1771, page 463.

(*b*) Recueil des piéces du procès contre les médecins, &c. *in* 8° 1771, page 354.

(*c*) Journal de Médecine, Tome XXXIII, pages 17 & 18. *Ibid.* Tome XXXVI, pages 326 & 422.

bles même ou meurtrieres à votre compte, guérissez avec elle, M. Pomme, des aveugles, faites marcher les boiteux, détruisez les vapeurs & n'en donnez point, ressuscitez les morts, vous serez le coryphée de l'art: de votre vivant, l'univers entier, instruit, quoiqu'un peu tard, fera sonner la trompette de la messagere de Jupiter, pour publier vos miracles, vous élevera des autels, & fera votre apothéose. « Oui, dit M. Pomme magistralement (a), je rends la vue aux aveugles, je fais marcher les boiteux, je guéris les démoniaques, je ressuscite les morts, & j'apprends à l'univers la maniere d'opérer des merveilles. »

Je conviens avec M. Pomme qu'on doit nous soupçonner d'intérêt local: il demeure à Paris, moi à Bourbonne; mais le public sévere & attentif, qui aura daigné nous suivre & nous démêler, nous pénètre: si nous sommes coupables, il y a entre lui & moi un intervalle immense. A Paris, à Londres, Rome, Vienne, les honneurs & la fortune sont le partage des hommes qui se donnent pour extraordinaires, en quelque genre que ce soit, s'ils sont assez adroits, heureux, opiniâtres, entreprenans, pour ébranler en leur faveur cette masse informe,

(a) Journal encyclop. ci-dessus, pag. *ibid.*

le

le chaos des opinions ; (M. Pomme eſt convaincu de cette vérité (*a*).) Ambitieux ou non, je ne puis faire l'aigle ou l'Icare, *Vitreo daturus nomina Ponto ;* ma ſphère eſt trop étroite, iſolé ; toute eſpece de travail & de condition conforme à mon goût & à mon état, eſt mon bonheur : les honneurs & l'opulence ne furent & ne ſeront jamais pour moi ; il ne me reſte que le ſtérile avantage d'avoir redreſſé mon adverſaire, qui n'a rien laiſſé en arriere, ſi ce n'eſt mes obſervations, pour m'échapper ; qui même a eu beſoin ici & y a trouvé un protecteur, qu'il a été auſſi aiſé de confondre (*b*), que difficile à M. Pomme d'attaquer deux faits qu'il laiſſe intacts ; il a voulu les morceler pour les plier & les arranger à ſa maniere (*c*). Il ſe flatte en

(*a*) Voyez ſon nouveau Recueil, page 333, & la note au bas.

(*b*) Journal de Méd. Tome XXXIII, page 246; *Ibid.* Tome XXXVI, page 324.

(*c*) Pour s'en convaincre, voyez la Réponſe à mon Mémoire, par M. Brun ſoi-diſant ; la Lettre de M. France ſur l'Obſervation de mademoiſelle Lange ; le nouveau Recueil de M. Pomme, pages 167, 168 ; l'Obſervation de mademoiſelle Lange, inſérée dans mon Mémoire ; celle de M. Caziot ; la Lettre de ce dernier à M. Pomme-Brun : que l'on compare les critiques avec les deux faits attaqués, deſquels on n'a pu mordre le fonds, obſervant encore que, quoique l'on diſe que ma-

vain & illusoirement d'avoir dans M. Caziot (*a*) un ami qu'il ne connoissoit pas; jamais il ne le sera; il l'a traité vindicativement & avec indignité, en public par la Gazette salutaire, & en particulier par lettres missives. Tous les efforts rhétoriciens de M. France ne peuvent réaliser cette chimère (*b*). Bon gré, malgré, M. Pomme prend & donne aux choses & aux personnes telle forme qu'il lui plaît.

Fiet aper, modò avis, modò saxum, & quùm volet arbor.

» M. Chevalier, dit M. Pomme (*c*), n'a » pu voir avec indifférence que j'interdi» sois les eaux thermales à la plus grande

---

demoiselle Lange n'a fait qu'une saison de nos eaux, il n'est pas moins vrai qu'elle en a fait deux, l'une sur les lieux, l'autre à Coiffy, village distant d'une lieue; que je ne lui ai jamais porté de médecines, ni n'en ai reçu de payement, puisque je ne tiens pas de drogues, mais bien M. Aubertin, apothicaire, qui les lui a fournies.

Il est étonnant que ceci étant connu de M. Pomme, comme je suis en état de le lui prouver par une de ses Lettres, il ait osé mettre la note qui se trouve au bas de la page 158 de son Recueil. D'après ces infidélités, il sera aisé au public de nous juger.

(*a*) Recueil des piéces du procès; par M. Pomme, 1771, page 160.

(*b*) *Ibid.* page 169.

(*c*) *Ibid.* page 146.

» partie de ceux qui ont coutume d'y avoir » recours. Comment, a-t-il dit, je ne verrai » plus à Bourbonne de vaporeux ni de » vaporeuses ! Que deviendront nos eaux » & nos boutiques ? L'arrêt est trop fu- » neste ; il faut en appeler, &c.» Tel peut être mon intérêt local ; & moi je dis : « M. Pomme n'a pu voir avec indifférence que les eaux de la Seine ne tenoient pas lieu des eaux thermales à la plus grande partie de ceux qui ont coutume d'y avoir recours. Comment, a-t-il dit, il faut aussi-tôt les proscrire ! Que deviendroient mon racornissement & ma méthode ? Il faut faire arriver & rester à Paris les vaporeuses & les vaporeux ; il faut pour cet effet faire le procès aux plus grands médecins ; il faut que je m'éleve au-dessus de cette secte perverse qui n'entend pas son profit : je veux l'anéantir, & tous les malades qui n'iront point aux eaux seront les miens. » Si je ne me trompe, nos perspectives sont bien différentes pour le lucre ; les miennes si minces, & celles de M. Pomme si vastes, ne sont point comparables ; Bourbonne & Paris ! Que d'or dans tes eaux, Seine ! les riches bordent tes rives ; & ton ministre au milieu d'eux, dispense tes graces aux vaporeux comme à ceux qui croient l'être, même à bien d'autres. Tel peut être l'intérêt local de M. Pomme.

Je ne puis finir ſans citer encore la fiévre-quarte : l'eau de Seine ne la guérit pas ; les malades, brûlans dans leurs accès, la boivent abondamment, & n'en ſont pas plus avancés : les eaux de Bourbonne, modérément adminiſtrées, la guériſſent : ce contraſte eſt victorieux, & doit en impoſer à M. Pomme, ou rien n'en eſt capable.

Vim qui inferre parat, cupidus certuſque nocendi ;
Fruſtrà illum ratione premas, aut jure refellas.

Je crains d'excéder, avec M. Pomme, le lecteur ; & je profite d'un avis qu'il auroit dû ſuivre plutôt : un malheur général des écrits produits par les conteſtations, c'eſt qu'il ne ſont pas auſſi intéreſſans pour le public que pour les deux adverſaires : le cenſeur croit n'avoir jamais aſſez cenſuré ; il relève juſqu'à des minuties : l'auteur attaqué veut faire face à tout ; il s'engage ainſi dans des détails ſi particuliers & ſi perſonnels, qu'on y devient inſenſible, quand la conteſtation dure trop longtems.

On ne peut méconnoître M. Pomme dans ces ſages réflexions de l'hiſtorien de l'académie, malgré leſquelles M. Pomme, après avoir rempli cent ſoixante-ſeize pages *in*-8°, ſe reprolonge juſqu'à quatre cents trente-deux, & finit par une réponſe de Mad. Pécauld, de laquelle il ſe fait un trophée, bien qu'après après avoir été ſçavamment diſcutée par M. Laugier (*a*), on y ait reconnu un roman mal ourdi, contradictoire, ridicule & faux (*b*).

Corollaire.

De tous ces faits qui ont pour eux l'authenticité médicinale, parce qu'ils ſont avérés & bien connus, expoſés ſans détours & ſans faſte, avec les détails juſtes qu'exigent des mémoires & des obſervations polémiques, qui n'auroient peut-être jamais vu le jour, ſi mon adverſaire n'eût été l'agreſſeur, ne m'eût provoqué plus d'une fois avec dureté, ſans m'avoir répondu, il réſulte que nos eaux conviennent mieux que l'eau commune aux affections ſpaſmodiques, vaporeuſes & hypocondriaques, même à l'épilepſie ſympathique, non cérébrale; aux obſtructions des viſceres; aux maux d'eſtomac chroniques; aux coliques habituelles & récurrentes, inteſtinales, hépatiques, même accompagnées de calculs biliaires; aux fiévres lentes, erratiques, intermittentes, même précédées ou accompagnées d'embarras dans les viſceres, non récentes, mais opiniâtres; aux

(*a*) Journal de Médecine, Tome XXXVI, depuis la page 32, juſqu'à la page 65.
(*b*) *Ibid.* pages 422, 426 & ſuivantes.

rhumatiſmes, ſciatiques, même goutteux; aux dartres non invétérées & comme naturaliſées avec nous; à la gale, aux maladies lymphatiques, aux tubercules des poumons, aux ulceres, aux plaies; à la ſoif inextinguible, non inflammatoire, aux dérangemens ou ſuppreſſions des régles.

Il y a ſans doute d'autres cas où elles conviennent, tels que les pâles-couleurs, les fleurs-blanches non habituelles, les épanchemens de lait; aux premieres années où les femmes ſédentaires perdent leurs régles, les diſpoſitions apoplectiques non fébriles & imbécilles; les paralyſies étendues ou partielles, comme celles d'une main, d'un membre, de l'eſtomac, de la veſſie, de la bouche, des paupieres, des parties gutturales; la goutte-ſereine, dépendante de l'atonie, obſtruction ou ſpaſme des parties; l'aſthme humide, les maladies catarrales, opiniâtres; le ſcorbut, la vérole réfractaire au ſpécifique, qui par elles réprend ſes droits (*a*); l'état glaireux des reins & de la

(*a*) Elles n'ont point la vertu de la faire éclore, ou de la confirmer, comme on le dit dans un livre nouveau ſur les Eaux de Saint-Amand; on y lit encore que ces eaux ont la force de donner de l'action au mercure, de le dépêtrer des filieres où il ſe feroit embarraſſé en les revivifiant, le faiſant couler, & traverſer lui-même en ſubſtance les pores de la peau où on le ramaſſe par globu

vessie; les ankiloses réc[illegible]es & non formées; les suites fâcheuses de fractures ou luxations, l'anæmase; les convalescences tardives, rebelles, des maladies aiguës, éruptives, comme fiévres putrides, milliaires, petite-vérole, rougeole; des inflammations des visceres; des dépôts critiques, comme

---

les, dont le volume pour chaque jour est spécifié par certain nombre de grains.

Nous n'avons jamais vu de ces prodiges dans notre hôpital militaire, où, en tems de paix comme en tems de guerre, il y a sans comparaison plus de malades qu'à Saint-Amand, à Barèges, Digne, pris ensemble, qui paroissent n'être que des écarts de celui de Bourbonne, qui est un centre pour les soldats infirmes ou blessés qui n'ont pu trouver ailleurs guérison ou soulagement, dans lequel tout observateur attentif, qui veut voir des maladies & non des malades, peut suivre sans préjugés, en quelque cas que ce soit, les effets utiles ou inutiles des eaux thermales.

Je me rappelle encore d'avoir lu un livre sur les eaux de Barèges, qui, presqu'en entier, est fait pour prouver qu'elles sont lithontriptiques ou brises-pierres des reins & de la vessie: ceux qui en ont écrit depuis, n'ont osé la-dessus, même faire une assertion. Que lit-on? que ne lit-on pas? J'en suis stupéfait: je me plaindrois amèrement de la docilité du papier, & je voudrois être Musulman, si quelques bons livres ne me dédommageoient, ne me fortifioient, ne me consoloient; ou je serois Pyrrhonien, s'il y en avoit de bonne foi.

parotides, éréſypèles, abcès, vices glanduleux, dartreux, pſoriques; la conſomption, les ſuites de l'onaniſme.

Il y a beaucoup de cas où elles doivent être proſcrites, comme tous ceux qui tendent à l'inflammation, qui ſont inflammatoires, quelques parties qu'ils occupent; les hémorragies, de quelque nature qu'elles ſoient, ſans en excepter les dyſſenteries chroniques; les hydropiſies avec épanchement ou infiltration, ſi elles ſont anciennes & conſidérables; ceux où le loiſir, les ſix choſes non-naturelles, la convaleſcence doivent proſpérer, &c. En matiere de ſanté ſur-tout, l'inutile & le nuiſible ſont ſynonymes; & je paſſe très-volontiers l'éponge ſur les cas déſeſpérés, pour leſquels il eſt mieux, ſelon l'indication, d'agir que d'être oiſif, quoique le ſuccès ſoit ſi douteux, qu'il ſe réduit conſtamment à la tentative la plus fatigante & la plus ingrate.

Ce n'eſt que dans un Traité des eaux thermales, que l'on trouvera à quoi les nôtres ſont bonnes, quand elles ſont utiles ou nuiſibles; on n'en a que des idées vagues, trop générales; il n'y a que quelques ſçavans, qui ne ſe rencontrent pas aiſément, qui prennent la peine de les claſſer; ce qui fut entrepris par l'Académie des Sciences, donnant aux unes la préférence ſur d'autres, prescrivant celles-ci, prescrivant celles-là avec toute l'attention qui est dûe au mal, & au moyen de le combattre.

Il faut que sur un Traité des eaux minérales on soit bien en arriere, puisque M. Roux s'explique ainsi en faisant l'extrait du Précis sur ces eaux, par M. le Roi (*a*) : » Je ne craindrai point d'avancer qu'en ce » genre il n'existe aucun ouvrage propre à » éclairer les médecins sur la véritable com- » position des eaux minérales & sur la ma- » niere de les employer ; ainsi je ne puis » qu'exhorter les lecteurs à méditer ce petit » ouvrage, dans lequel tout est également » précieux & important. »

Il n'est pas moins vrai que l'observation clinique sera, sur ces eaux, la boussole d'un Traité qui en méritera le nom ; & je serois heureux si les faits que j'ai rassemblés, qui sont récents, qui ne seront point perdus, y contribuent. Le Journal de Médecine, dans lequel il y a & il y aura toujours à puiser, est peut-être la seule collection qui puisse perfectionner la pratique, *temporis filia*, en produisant des écrits divers, quelquefois critiques, qui n'ont que la même fin, que la sagacité sçait évaluer ce qu'ils sont, & pas plus : au moins c'est

(*a*) Journal de Médecine, Tome XXXVI, page 407.

la plus répandue ; &, tant qu'elle sera ce qu'elle est, on doit espérer que par laps de tems on parviendra à une connoissance des eaux & des remèdes, plus sûre & plus lumineuse que par le passé.

Boerhaave, qui apprendra à M. Pomme ce que c'est qu'une secte en médecine, *hodiè libera ab omni sectâ coli potest* (a), est convaincu que les ouvrages périodiques les ont rectifiées déja & augmentées (*b*). Ce jugement est antérieur à l'établissement du Journal de Médecine en 1754, qui n'est destiné qu'à les recueillir, les renouveler sans cesse, les englober, les rapprocher pour qu'elles soient mieux & plus souvent montrées de différens côtés ; ces connoissances jadis languissoient trop en naissant.

Toutes les expériences analytiques sur les eaux de Balaruc par M. le Roi, sont applicables aux eaux de Bourbonne ; & l'identité de leurs effets est d'autant plus réelle, que leurs principes constitutifs sont les mêmes : il faut s'en rapporter, sur ce double objet, au Précis de M. le Roi, si ce n'est que nos eaux ne contrarient pas la fiévre-quarte avec tumeur au foie ou à la rate (*c*). Ces eaux (celles de Balaruc)

(*a*) *Institut. med. prolegomen.* page 7.
(*b* Albert Haller, *ibid. in Instit.* page 45.
(*c*) Journal de Médecine, Tome XXXVI, page 404.

différent en outre dans l'administration par la routine du pays, comme par la quantité de sel; Bourbon, qui contient le même sel, ne peut que foiblement leur être comparé pour la quantité de ce principe sensible, caractéristique & invariable; Barèges, Saint-Amand, en sont encore bien moins dignes que Bourbon, & même ne le méritent point du tout.

Si on envisage nos eaux comme purgatives, on les boit par gradation, pendant neuf jours, ou plus, depuis une livre jusqu'à trois & quatre communément; comme altérantes, on les donne pendant un mois ou plus, depuis une livre jusqu'à deux au plus, souvent moins, selon les circonstances, qui font varier très-souvent la méthode. Nos eaux topiques en bains tempérés ou en douches, qui le sont moins, s'emploient pendant une heure au plus pour les deux exercices qui se continuent conjointement ou séparément, journellement, quelquefois alternés d'un jour de boisson, pendant dix-huit jours; c'est ce qu'on appelle ordinairement une saison, qui, la boisson y comprise, dure un mois; si l'on a besoin de deux saisons, elles doivent être intervallées d'un mois.

Jamais il ne s'agit de donner aux malades des douze livres d'eau par jour, pendant un an & plus, de l'eau appesantie encore par des matieres animales, gélatineuses alkalescentes. On ne sçait s'il y a des poisons lents ; les lavages journaliers de M. Pomme peuvent en tenir lieu : s'il y en a qu'ils épargnent, il faut les congratuler sur l'excellence de leur complexion.

Les bornes étroites d'un corollaire ne me permettent pas de parler de l'abus de ses humectans en bains, qui sont de huit heures par jour ; ses bains sont proportionnés par leur continuité à celui d'une boisson accablante : celle-ci sappe les fonctions stomacales & viscérales ; & ses bains macerent les pores cutanés, préparent l'atonie paralytique de leurs bouches, l'énervation générale. L'air est notre élément, l'eau celui des poissons : si elle devient remède, l'abus & la confusion la rendent pire que le mal. Vîte je me sauve avec mon Baglivi :

Considerandus diligentissimè ventriculi & digestionum status & natura, quæ his remediis statim prosternuntur, si vel minima in eis adfuerit debilitas, nec ità facilè imposterùm restaurantur. Facilè tibi concedo salia sanguinis per aquæ potum dilui, sed dilui non debent cum jacturâ digestionum ac triumviratûs, in quibus longæ & salubris vitæ stamina nectuntur. Stomacho priùs prospice, deindè utere tuis diluentibus. Sed vereor nè surdis canamus.

De usu & abusu diluentium. Cap. 16.

LETTRE

De M. CAZIOT, premier proffeſſeur de la faculté de Droit en l'Univerſité de Reims, au ſujet de ce qui le concerne dans la ſeconde Réponſe de M. BRUN à M. CHEVALIER, inſérée dans le Journal de Septembre dernier.

MONSIEUR,

Avec les deux faits que je poſſede inconteſtablement, & dont je vais vous faire part, excité par votre Note au bas des pages 250, 259 de votre dernier Journal, j'ai cru que je pouvois, que je devois même contredire par faits la derniere des aſſertions de M. Pomme-Brun, page 262 du même Journal de Septembre 1770.

Le premier de ces deux faits, d'une valeur infiniment ſupérieure à celle du ſecond, c'eſt ma ſanté actuelle, qui ſe ſoutient toujours bien, continue de faire l'admiration de tout Reims, qui me permet de marcher preſque continuellement, même en pleine campagne.

Le ſecond de ces faits, d'une valeur moindre, c'eſt une conſultation demandée *à bocca*, & reçue par écrit : en voici la copie ſans la moindre altération.

» La paralysie imparfaite, qui occupe le » côté gauche, est le produit de l'engorge- » ment du cerveau, qu'un sang épais a pro- » duit, d'après une dissipation extrême » d'esprits animaux, que des contentions » d'esprit ont procurée. On est d'avis d'y » remédier par les remedes suivans, qui » sont, 1° les bains & la douche des eaux » de Bourbonne, pour lesquelles il con- » viendroit que M. le consultant partît tout » de suite, étant déja tout préparé par des » eaux de Vichi, qui l'ont très-évacué.

» 2° Les bouillons de vipere, que l'on » fera avec demi-livre de veau, la moitié » d'une vipere, la chicorée, l'aigremoine » & le cresson. 3° Les bols suivans : Pre- » nez dix grains de poudre de guttete ; au- » tant de racine de valériane en poudre, » incorporés avec suffisante quantité de » syrop d'œillet, dont on fera trois pilules » que le malade prendra, tous les matins, à » jeun, avalant par-dessus une tasse d'infu- » sion de citronelle.

» 4° On purgera, de tems en tems, avec » des minoratifs : le régime doit être doux. » Le malade évitera la salure, l'épicerie, » tout aliment de haut-goût, boira le vin » bien trempé ; mais il fera de l'exercice, » & quittera absolument le cabinet. Déli- » béré à Paris, le 27 Août 1768.

Signé POMME, *médecin-consultant du roi.*

P. S. » la ſaignée, que l'on propoſe, » nous paroît très-contraire, pour ne pas » dire meurtriere, attendu l'appauvriſſement » du ſang & des eſprits animaux. »

Quoique M. Chevalier, chirurgien, que je ne connois pas, ait rendu publiques, ſans nous en dire un mot, la Lettre de ma femme & la mienne, écrites à M. Juvet, médecin; quoiqu'il y ait laiſſé lui-même ou du moins occaſionné des négligences, comme *il ne faut plus déſeſpérer*, ſans ces mots, *de perſonne*, ou *de qui que ce ſoit*; quoiqu'on m'y ait attribué une attaque d'apoplexie, & des convulſions que je n'ai jamais éprouvées; malgré, dis-je, ces petits griefs dont j'ai fait depuis peu un reproche plus badin que ſérieux à M. Juvet, je vous avoue, Monſieur, que je n'ai pu lire patiemment la double Réponſe de M. Pomme-Brun à M. Chevalier. En effet, comment un grand maître, qui veut *apprendre que tout agreſſeur, quel qu'il ſoit, ne doit ſe préſenter qu'avec des armes sûres, s'il veut s'épargner la honte de ſe voir réfuté par lui-même*, peut-il ne pas craindre pour ſoi-même la punition dont il menace les autres? lui ſur-tout, qui a la hardieſſe de nier la vérité de deux Lettres conjointes, & très-affirmatives, d'un rétabliſſement auſſi réel que la lumiere du midi. Cet amateur ſcrupuleux, ce grand ſcrutateur de faits vrais, nous prétend-il, ma femme & moi, ou des personnages supposés, masqués à sa maniere, ou des imposteurs impudens? Le choix lui est aussi indispensable que l'une & l'autre alternative lui restera peu honorable.

Je vous avoue tout franchement, Monsieur, que je ne conçois rien à ce pur assemblage de mots: Une maladie qui n'est connue que par deux consultations, (données, sans doute, par M. Pomme,) & dont le fait est pour le même de nulle valeur; ma maladie, expressément citée, *tout-à-fait inconnue:* quoi! *tout-à-fait*, même après la lecture du Journal critiqué, & malgré la consultation ci-jointe? En vérité, Monsieur, ceci, qui ne tient point au fond de la science de médecine, & dont je puis, par conséquent, raisonner par le seul bon sens; oui ceci est bien difficile, pour ne pas dire impossible, à croire. Mais le vrai est que ceci étoit avantageux à la façon de penser & d'attaquer de M. Pomme-Brun, qui avoit osé dire: *Présentez-nous des faits de meilleure valeur.*

Si l'exposé de ma maladie avoit fait sur ce médecin la moitié de l'impression qu'a dû faire sur moi son pronostic de la saignée meurtriere, mon article dans le Journal lui auroit été plus présent. Malgre cet inquiétant pronostic, j'ai cédé à l'avis pressant pour la saignée du pied, sans qu'il m'en soit

ſoit arrivé la deſtruction ſubite de mon individu à l'ouverture de la veine : *Ita prædixerat*, non *ab ilice cavâ*, mais *ore diſerto*.

Ces faits, celui du pronoſtic mis à part, (car tout homme peut ſe tromper,) ces faits, réunis aujourd'hui contre l'enflure des aſſertions de M. Pomme-Brun, prouvent bien qu'il ne fait point uſage du précepte qu'il donne à tout aggreſſeur; & que, faute de cette ſage précaution, il écrit au moins inconſidérement, & cela, par la ſeule & même raiſon qui paſſionne & aveugle preſque tous les hommes; je veux dire l'amour-propre, ou, ce qui eſt la même choſe, le trop grand attachement d'un chacun à ſa propre opinion, même la plus ſinguliere, laquelle rejette tout contraire, perſonnes & choſes, & admet avidement toute apparence favorable, par exemple, la Lettre de M. France.

Vrai Palémon dans toutes les diſputes de choſes entre MM. Pomme & Chevalier, je ne puis m'empêcher de dire que l'application, par *P. S.* du vers de Phédre,

Inops, potentem dùm vult imitari, perit.

doit paroître à tout lecteur impartial, d'une morgue inſupportable, ſur-tout de la main & à la gloire unique du réaggreſſeur, précepteur même, ſur-tout après votre dernier

Nota, Monsieur, dont la bonne foi est bien plus utile à vos lecteurs, qu'agréable au personnage démasqué.

Je m'apperçois que ma Lettre est devenue bien longue : je la crois pourtant, sauf l'amour-propre, *plenam dicendis*.

J'ai l'honneur d'être, &c.

DESCRIPTION TOPOGRAPHIQUE DE BOURBONNE;

Antiquité de ſes Eaux.

POUR mettre les étrangers à portée de connoître où Bourbonne eſt ſitué, lorſqu'ils ſeront dans la néceſſité d'y venir; je vais terminer ce Mémoire par une courte deſcription topographique de cet endroit, par quelques petites notes ſur ſes ſources minérales, & leur antiquité.

Bourbonne-les-Bains, petite ville de France, célèbre par ſes eaux minérales, eſt ſituée en Champagne, dans le Baſſigni, élection de Langres, généralité de Châlons, à ſept lieues de cette premiere ville, ſoixante-dix de Paris, vingt de Nancy, & dix-huit de Beſançon, confinant avec la Lorraine, le comté & le duché de Bourgogne, formant un double vallon, dont l'un au ſud, & l'autre au nord. Celui-là, traverſé par le ruiſſeau de Borne, qui a ſa pente de l'oueſt à l'eſt, réunit toutes les ſources minérales, diſperſées en trois endroits, à quelque diſtance les unes des autres. La principale appellée *la fontaine*, & autrefois, ſuivant Jean le Bon, médecin François, *la Matrelle* ou la *Maſelle*, & enſuite *la Saint-Antoine*, eſt un puits quarré de deux pieds ſix pouces d'une face, de cinq pieds de l'autre, & de six de profondeur, enfermé aujourd'hui dans un bâtiment construit à l'imitation des temples qu'on élevoit jadis à la déesse Higie, ou Higée. Elle est si abondante, qu'elle peut fournir jusqu'à deux cents tonneaux d'eau par jour, sans diminution trop sensible. Sa chaleur est si grande, qu'elle déplume la volaille & dépile les quadrupèdes : elle est de cinquante-cinq degrés au thermomètre, selon Reaumur. Sa saveur est salée, son odeur sulfureuse.

A quarante-cinq pas de la fontaine, est un vaste bâtiment, dans lequel sont renfermés deux beaux & grands bassins, séparés par une cloison verticale, pour l'aisance & la commodité des baigneurs. Le premier, du côté de la fontaine, est une source naturelle très-abondante, dont l'eau contient les mêmes principes & dans les mêmes proportions que celle du puits ; il étoit ci-devant appelé *le grand bain.* A quinze pieds au-dessous de celui-ci, en est un autre, fourni par un conduit de la fontaine, divisé, il y a quelques années, en deux, par un mur de séparation qui faisoit porter au plus voisin du grand bain, le nom de *bain du seigneur* ou *des pauvres*, & à l'autre celui de *bain doux.* L'un & l'autre de ces bassins sont séparés aujourd'hui par une cloison, suivant la longueur du bâtiment, aux extrémités orientale & occidentale duquel on a pratiqué de petits cabinets pour la décence des baigneurs. Dans l'eſpace intermédiaire de ces deux baſſins, il y a une belle fontaine d'eau commune.

En deſcendant à quarante-cinq toiſes à l'orient de ces baſſins, on en voit encore un autre de ſource naturelle, contenant auſſi les mêmes principes & dans les mêmes proportions que les deux premieres ſources, (d'où l'on peut inférer qu'elles ont une même origine,) appellé depuis un très-grand nombre de ſiécles, *le bain-patrice*, nom qui lui a été donné, au rapport de Jean le Bon, médecin, par un patricien Romain, qui, étant incommodé d'une paralyſie univerſelle, y fut guéri. De retour à Rome, C. Jatinius, inſtruit de ſa guériſon, y fit auſſitôt conduire ſa fille nommée *Cocille*, attaquée d'une ſemblable maladie, de laquelle elle guérit également; en reconnoiſſance de ce ſuccès, il fit reconſtruire ce bain, qui auparavant n'étoit qu'une eſpece de mare, affectée ſeulement aux maladies de la peau, édifier un ſuperbe bâtiment avec des galeries joignant une ſaline, que les malheurs & l'injure des tems ont détruite, & placer une inſcription votive dans un temple élevé en l'honneur de la divinité qui préſidoit aux thermes. Cette inſcription, qu'on voit aujourd'hui dans un mur de la fontaine, fut trouvée dans les fouilles que l'on fit lors de la conſtruction de l'ancien château de Bourbonne, sous Terdebert & Thiery, sur la fin du sixieme siécle, sur les ruines du temple du dieu *Orvo* & de la déesse *Orvonne*, & transportée alors sur une face de son donjon; delà, après l'incendie générale de Bourbonne en 1717, sur un mur de la cuverie du nouveau bâtiment, puis dans l'endroit où elle est présentement. En creusant un puits dans l'enceinte de ce château, on tira des décombres deux statues de marbre blanc un peu mutilées, que l'on a soupçonnées être celles de ces divinités.

Cette inscription, rapportée dans plusieurs Traités qu'on a donnés au public sur les eaux de Bourbonne, & par D. Calmet dans celui qu'il a écrit sur les eaux de Plombieres; enfin par M. Dunod dans son Histoire des Sequanois, Tome Ier, page 211, & dans ses nouvelles Observations de son Histoire de l'Eglise de Besançon, Tome II, page 514, laisse encore appercevoir bien des inexactitudes qui lui ont fait donner, & qui peuvent encore lui faire donner un sens différent de celui qu'elle doit avoir. La copie prise sur les lieux en 1761, par M. Gauthier de Montdorge, & communiquée la même année à M. Gilbert du Voisin, de l'académie des Belles-Lettres & Inscriptions de Paris, n'en paroît pas même exempte à la sixieme ligne; il écrit *Cociliæ*, & on y lit *Cocillæ :* ensuite de la troisieme lettre un peu mutilée à la septieme ligne, il observe que le signe qui la suit est en forme de 9, tandis qu'il est en forme de 6 ; il néglige encore l'omission de la barre supérieure du *T* dans *voto*, qui est gravé *VOIO*. Ces petites inexactitudes feroient au moins connoître qu'il y a eu plus de négligence de la part du graveur que de celle de l'auteur. On lit donc cette inscription de la maniere qui suit, & telle qu'elle est exactement sur la pierre :

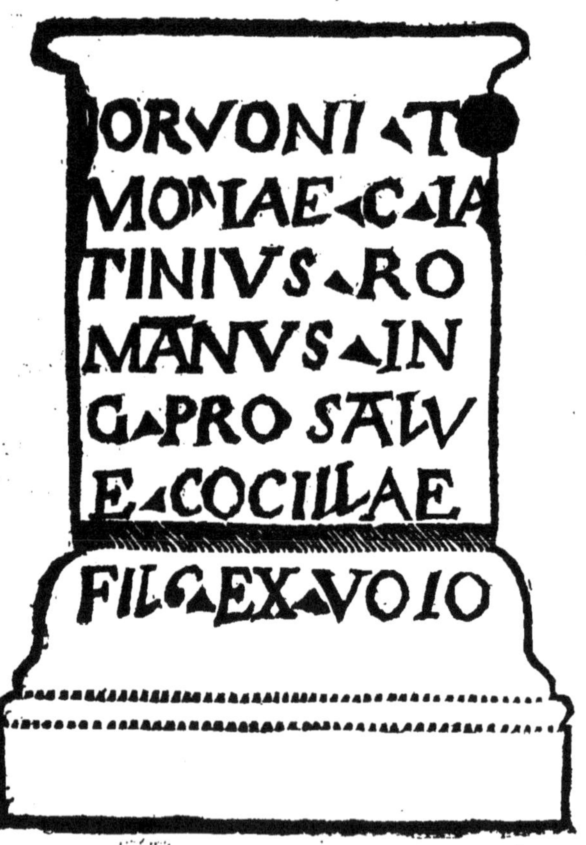

Voici comme elle a été diverſement préſentée au public :

Borboni thermarum, Deo Calatinius Romanus in Galliâ, pro ſalute Cociliæ uxoris ejus, ex voto erexit.

Borboni thermarum, Deo Mammonæ Calatinius Romanus in Galliâ, pro ſalute Cociliæ uxoris ejus, ex voto erexit.

Tomana Caïus Jatinius in Gallia, pro ſalute Cociliæ ex voto.

M. Dunod, qui eſt venu ſur les lieux, la rapporte de la maniere ſuivante :

Borvoni To
manæ, C, Ja
tinius, Ro
manus, in
G. pro ſalu
e Cociliæ
ex voto.

Il eſt aiſé de juger que tous ceux qui en ont parlé juſqu'aujourd'hui n'ont point été exacts dans le fait, & que toutes les interprétations qu'ils en ont données, dont les détails ſeroient auſſi longs qu'ennuyeux, ne le ſont pas davantage.

La pierre qui porte cette inſcription paroît avoir été taillée en forme de pilaſtre, & poſée en ſaillie ; ſa ſurface eſt aſſez brute ; ſes parties latérales polies par le ciſeau, font connoître qu'elle n'a jamais été jointe à d'autres pierres qui portaſſent aucun caractere ; d'où ceux qui ont présumé qu'on devoit lire *Borvoni* à la premiere ligne, *salute* à la sixieme, attendu que le *B* & le *T* qui manquent à ces deux mots devoient être gravés sur une autre pierre jointe à celle-ci, se sont trompés. La forme du pilastre, plus saillant en bas qu'en haut, joint à sa largeur égale au-dessus de la plinthe, telle qu'elle est représentée ici, doivent éloigner cette supposition. Le pilastre porte vingt-six pouces de hauteur, sur quinze de largeur jusqu'à la plinthe, qui en a dix-neuf. Ses caractères sont très-bien conservés, à l'exception de quelques lettres, particuliérement du dernier *O* de la premiere ligne qui ont été mutilées en transportant le monument successivement d'endroits à autres. Cependant on doit croire que c'est un *O*, parce que son contour paroît le même que celui qui forme les autres *O* dans toute l'inscription : le milieu du rond de *l'O* étant éclaté, rend ce milieu aussi creux que la circonférence qui le termine ; & c'est aujourd'hui plutôt une cavité qu'une lettre décidée.

Les lettres en sont distinguées par des virgules en forme de triangles, qui paroissent avoir été brusquement formées par l'angle du ciseau. Suivant M. Dunod, ses caractères paroissent du troisieme siécle.

M. Gilbert du Voisin observe que l'omission du *T* dans *salute* à la sixieme ligne, est une faute du graveur. Celle de la barre de celui de *voto* à la septieme, en est certainement une aussi. Il ajoute ensuite qu'il faut conserver l'*Orvoni*, & qu'il n'est pas nécessaire d'y suppléer un *B* : il est vrai, dit-il, que nous appelons aujourd'hui ce lieu *Bourbonne*; mais on a pu y ajouter le *B* depuis par une mauvaise prononciation; ou, ce qu'on trouvera peut-être plus apparent, continue-t-il, le dieu Gaulois *Orvo*, (car c'en étoit un sans doute,) s'appeloit, suivant les dialectes du celtique, *Orvo*, *Vervo*, *Vorvo*, *Borvo*, &c. d'où vient qu'Aimoin, qui écrivoit en 1031, appelle *Vervona* le château de Bourbonne, construit sous Terdebert & Thiery, sur la fin du sixieme siécle, comme l'a remarqué M. de Valois, au mot *Lingones*, page 280, au bas de la deuxieme colonne, & le P. Vigner, Jésuite, dans les Chroniques de Langres, page 43.

Cet *Orvoni*, *Vervoni*, *Borvoni* ou *Vorvoni*, continue-t-il, ne seroit-il pas le dieu dont, au rapport de Scaliger, on trouvoit le nom joint à celui d'*Abeillio* ou *Beillio* dans quelques inscriptions, & que les uns ont lu *Onana*, d'autres *Onvana*? Quoi qu'il en soit, ce nom se conserve dans celui de plusieurs lieux où il y a des sources chaudes. *Berv* ou *verv*, qui se prononce en quelques endroits *overv* & *orv*, dans le bas

Breton, que les ſçavans regardent avec raiſon comme un reſte de l'ancien celtique, ſignifie *bouillant; tom onæ*, eſt un nom indubitablement composé des mots celtiques *tom*, qui veut dire *chaud*, & *onæ*, qui ſignifie *fontaine*, comme le prouve ce vers d'Auſonne : *Divona Celtarum lingua fons addite divis;* & même on a encore cette ſignification dans l'irlandois, qui conſerve pluſieurs mots de l'ancien celtique.

D'aprés cette diſſertation, on ne peut pas douter que cette inſcription ne ſoit un vœu adreſſé par *C. Jatinius*, Romain, au dieu *Vorvo* ou la déeſſe *Vorvonne*, en vénération dans les Gaules, & qui préſidoient aux fontaines chaudes, en reconnoiſſance de la guériſon de ſa fille Cocille. En rapprochant cette inſcription de la note ſuivante, il eſt conſtant qu'il y a eu autrefois un temple élevé en l'honneur de *Vorvonne*, déeſſe des thermes, & évident que ce lieu & ces eaux ſont de la plus haute antiquité.

Eliſatius pagus ab el fluvio dictus ſive Alſatia, prænominatorum fratrum regna dividebat. Hanc ut ſibi convenientiorem invadit Theodebertus primo conflictu ſuperior. Ut majoribus collectis copiis, incautò ſupervéniens Theodericus fratrem victum inſequitur; & comprehenſum aviæ Brunehildi tranſmittit ad necem anno ſalutis 612, quo Borbonienſe caſtrum, *in finibus Lingonum conditum astruimus, eo in colle ubi* Vorvonæ, seu Borbonæ thermarum deæ templum *olim steterat* (a). Plusieurs monumens & tombeaux trouvés dans la forêt de Coiffy-le-Bas, à une lieue de Bourbonne, appelée autrefois *le cimetiere des Sarasins*, rappellent également l'antiquité de ce lieu & de ses eaux : les ouvrages que l'on a reconnus, lors de la reconstruction des bains en 1763, pour être de ceux des Romains, le fond du bassin, appelé le *bain doux*, ainsi que son pourtour, un aqueduc pour la décharge & conduite des eaux, & un canal pour la séparation des froides, communes, d'avec les minérales, étant construits en briques d'un pied quarré, sur deux pouces d'épaisseur, jointes par un mastic ou ciment qui leur étoit propre, (& qui, n'étant pas connus de nos architectes François, ne fait pas honneur aux lumieres du siécle,) confirment cette vérité. Ce fait historique est encore appuyé sur les restes d'une ancienne chaussée romaine qui se voit à l'extrémité de la rue Vellonne, appelée auparavant *rue Bellonne*.

On a voulu faire dériver l'étymologie de Bourbonne, de bourbe-bonne, à cause de l'usage que l'on fait du sédiment ou dépôt de ces eaux en forme de cataplasme,

---

(a) *Chronc. ling. e Soc. Jes.* page 43.

ſur les anciennes cicatrices qui, en bridant les parties où elles ſont ſituées, en gênent ou empêchent le mouvement; ſur les parties froiſſées par les entorſes, détorſes, fractures, luxations, quelques eſpeces d'ankiloſes & de tumeurs, (ſeuls cas où elles conviennent;) mais il paroît plus vraiſemblable que le nom de *Bourbonne* lui eſt venu de celui de la déeſſe *Vorvonne*, qui, dans la ſuite, par une mauvaiſe prononciation, & le changement de l'*V* en *B*, comme on l'obſerve encore dans certaines provinces, a été appelé *Borvone*, & après *Bourbonne*, de même, par celui du *B* en *V*, on a prononcé *rue Vellone*, pour *rue Bellonne*.

L'efficacité des eaux de Bourbonne étant conſtatée dans une infinité de maladies chroniques, où les moyens les plus connus & les mieux adminiſtrés ſont trop lents, ou ſouvent inefficaces, ont engagé le roi, dont les bontés s'étendent ſur tous ſes ſujets, à faire conſtruire, en 1732, un hôpital militaire pour y envoyer les officiers, bas-officiers, ſoldats, cavaliers & dragons, qui ſont dans le cas d'en avoir beſoin. Il ne manque à un ſi bel établiſſement, qu'une augmentation de bâtimens, pour pouvoir contenir le grand nombre de ceux qui y arrivent tous les ans, afin que, réunis ſous les yeux des officiers de police & de ſanté, ils puiſſent être mieux diſciplinés & proſiter également de ce ſecours. Un bain d'une température modérée ſeroit pour ces infortunés d'une néceſſité auſſi indiſpenſable, attendu que ceux où ils ſont obligés de ſe baigner ſe trouvant trop chauds, ils ne peuvent y reſter le tems ſuffiſant, ni employer les bains de cuve qu'on pratique chez le bourgeois.

Les pauvres malheureux que nous voyons tous les ans accablés ſous le poids des infirmités & de l'infortune, avoient porté des citoyens zélés & charitables à établir pour eux un hôpital, en vertu de lettres-patentes du roi accordées en 1702, regiſtrées en parlement en 1705; mais, par un contraſte que l'on ne peut imaginer ni concevoir, & qui peut-être eſt ſans exemple, ces hommes vertueux ont été contrariés dans leur entrepriſe, & n'ont eu pour prix & récompenſe de leur zèle, que la douleur de voir détruire avec une ſorte de triomphe un aſile auſſi précieux.

Bourbonne eſt aſſez vaſte & renferme une quantité de bâtimens propres à recevoir les étrangers; il ne lui reſte, pour leur procurer de la diſſipation & de l'agrément, que la faculté de pouvoir faire une promenade dans ſon centre qui pût leur ſervir de point de réunion; mais ſon peu de revenu, & l'incendie générale de 1717, ayant enveloppé dans ſes flames la majeure partie de ſa fortune, ne lui a pas encore permis l'exécution de ce projet.

M. Rouillé d'Orfeuil, intendant de la province, toujours attentif au bien des peuples dont le roi lui a confié l'adminiſtration, s'eſt occupé, ces années dernieres, au rétabliſſement de ſes pavés, &, par une ſuite de ſes bienfaits, vient de faire conſtruire une promenade près la fontaine. Occupé ſans ceſſe du bien & de l'utilité publique, nous eſpérons qu'il voudra bien nous les continuer, & qu'il ne perdra pas de vue un endroit qui renferme un dépôt auſſi ſalutaire.

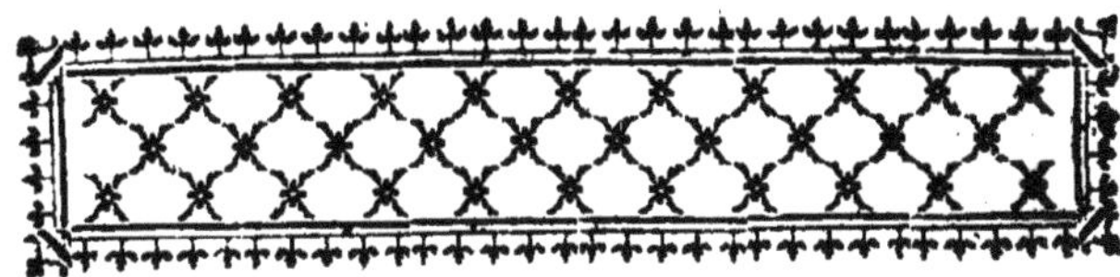

TABLE.

VIII.

Fin de la Table.

ERRATA.

PRÉFACE, page xv, ligne 5, est aussi obsur, *lisez* est aussi obscur.

Page 45, ligne 20, qui a été fructueuse, *lisez* qui a été infructueuse.

Page 78, ligne 24, les moyens les plus communs, *lisez* les moyens les plus connus.

Page 114, ligne avant-derniere, put le dégager, *lisez* put la dégager.

Page 145, ligne 12 de la note, *per plures amos*, lisez *per plures annos*.

Page 147, ligne 12, au troisieme degré, *lisez* au vingt-neuvieme degré.

Page 149, ligne 29, qu'efface, *lisez* qui efface.

Page 169, ligne 18, ni au foie de soufre lui-même, *lisez* ni au soufre, ni au foie de soufre lui-même.

APPROBATION.

J'Ai lu, par ordre de Monseigneur le Chancelier, un Manuscrit qui a pour titre : *Observations sur les Eaux minérales de Bourbonne*, &c. & je n'y ai rien trouvé qui puisse en empêcher l'impression. Paris, le 28 Mai 1771.

POISSONNIER DESPERRIERES.

PRIVILEGE DU ROI.

LOUIS, PAR LA GRACE DE DIEU, ROI DE FRANCE ET DE NAVARRE : A nos amés & féaux Conseillers, les Gens tenans nos Cours de Parlement, Maîtres des Requêtes ordinaires de notre Hôtel, Grand-Conseil, Prévôt de Paris, Baillifs, Sénéchaux, leurs Lieutenans civils, & autres nos Justiciers qu'il appartiendra : SALUT. Notre amé le sieur CHEVALIER, docteur en médeciue, Nous a fait exposer qu'il desireroit faire imprimer & donner au Public un ouvrage qui a pour titre : *Mémoires & Observations sur les Eaux de Bourbonne*, de sa composition, s'il Nous plaisoit lui accorder nos Lettres de Privilége pour ce nécessaires. A CES CAUSES, voulant favorablement traiter l'Exposant, Nous lui avons permis & permettons par ces Présentes, de faire imprimer ledit Ouvrage, autant de fois que bon lui semblera, & de le vendre, faire vendre & débiter par-tout notre Royaume, pendant le tems de six années consécutives, à compter du jour de la date des Présentes. Faisons défenses à tous

Imprimeurs, Libraires, & autres personnes, de quelque qualité & condition qu'elles soient, d'en introduire d'impression étrangere dans aucun lieu de notre obéissance; comme aussi d'imprimer, ou faire imprimer, vendre, faire vendre, débiter, ni contrefaire ledit Ouvrage, ni d'en faire aucun extrait, sous quelque prétexte que ce puisse être, sans la permission expresse, & par écrit, dudit Exposant, ou de ceux qui auront droit de lui, à peine de confiscation des Exemplaires contrefaits, de trois mille livres d'amende contre chacun des contrevenans, dont un tiers à Nous, un tiers à l'Hôtel-Dieu de Paris, & l'autre tiers audit Exposant, ou à celui qui aura droit de lui, & de tous dépens, dommages & intérêts. A la charge que ces Présentes seront enregistrées tout au long sur le Registre de la Communauté des Imprimeurs & Libraires de Paris dans trois mois de la date d'icelles; que l'impression dudit Ouvrage sera faite dans notre Royaume, & non ailleurs, en bon papier & beaux caracteres, conformément aux Réglemens de la Librairie, & notamment à celui du 10 Avril 1725, à peine de déchéance du présent Privilége; qu'avant de l'exposer en vente, le Manuscrit, qui aura servi de copie à l'impression dudit Ouvrage, sera remis dans le même état où l'approbation y aura été donnée, ès mains de notre très-cher & féal Chevalier, Chancelier Garde des Sceaux de France, le sieur DE MAUPEOU; qu'il en sera ensuite remis deux Exemplaires dans notre Château du Louvre, & un dans celle dudit sieur DE MAUPEOU; le tout à peine de nullité des Présentes. Du contenu desquelles vous mandons & enjoignons de faire jouir ledit Exposant & ses ayans cause, pleinement & paisiblement, sans souffrir qu'il leur soit fait aucun trouble ou empêchement.

Voulons que la copie des Présentes, qui sera imprimée tout au long, au commencement ou à la fin dudit Ouvrage, soit tenue pour dûement signifiée, & qu'aux copies collationnées par l'un de nos amés & féaux Conseillers-Secrétaires, foi soit ajontée comme à l'Original. Commandons au premier notre Huissier ou Sergent sur ce requis, de faire, pour l'exécution d'icelles, tous actes requis & nécessaires, sans demander autre permission, & nonobstant clameur de Haro, Charte Normande, & Lettres à ce contraires; CAR tel est notre plaisir. DONNÉ à Paris, le trentieme jour du mois de Septembre, l'an de grace mil sept cent soixante-dix, & de notre Règne le cinquante-huitieme. Par le Roi en son Conseil.

Signé LEBEGUE.

Registré sur le Registre XVIII de la Chambre Royale & Syndicale des Libraires & Imprimeurs de Paris, n° 1597, fol. 749, conformément au Réglement de 1723, qui fait défenses, art. 4, à toutes personnes, de quelque qualité & condition qu'elles soient, autres que les Libraires & Imprimeurs, de vendre, débiter, faire afficher aucuns Livres pour les vendre en leurs noms, soit qu'ils s'en disent les auteurs ou autrement, & à la charge de fournir à la susdite Chambre huit Exemplaires prescrits par l'article 108 du même Réglement. A Paris, ce 6 Octobre 1772.

Signé *JOMBERT*, [illegible] Syndic.

BIBLIOTHÈQUE ROYALE

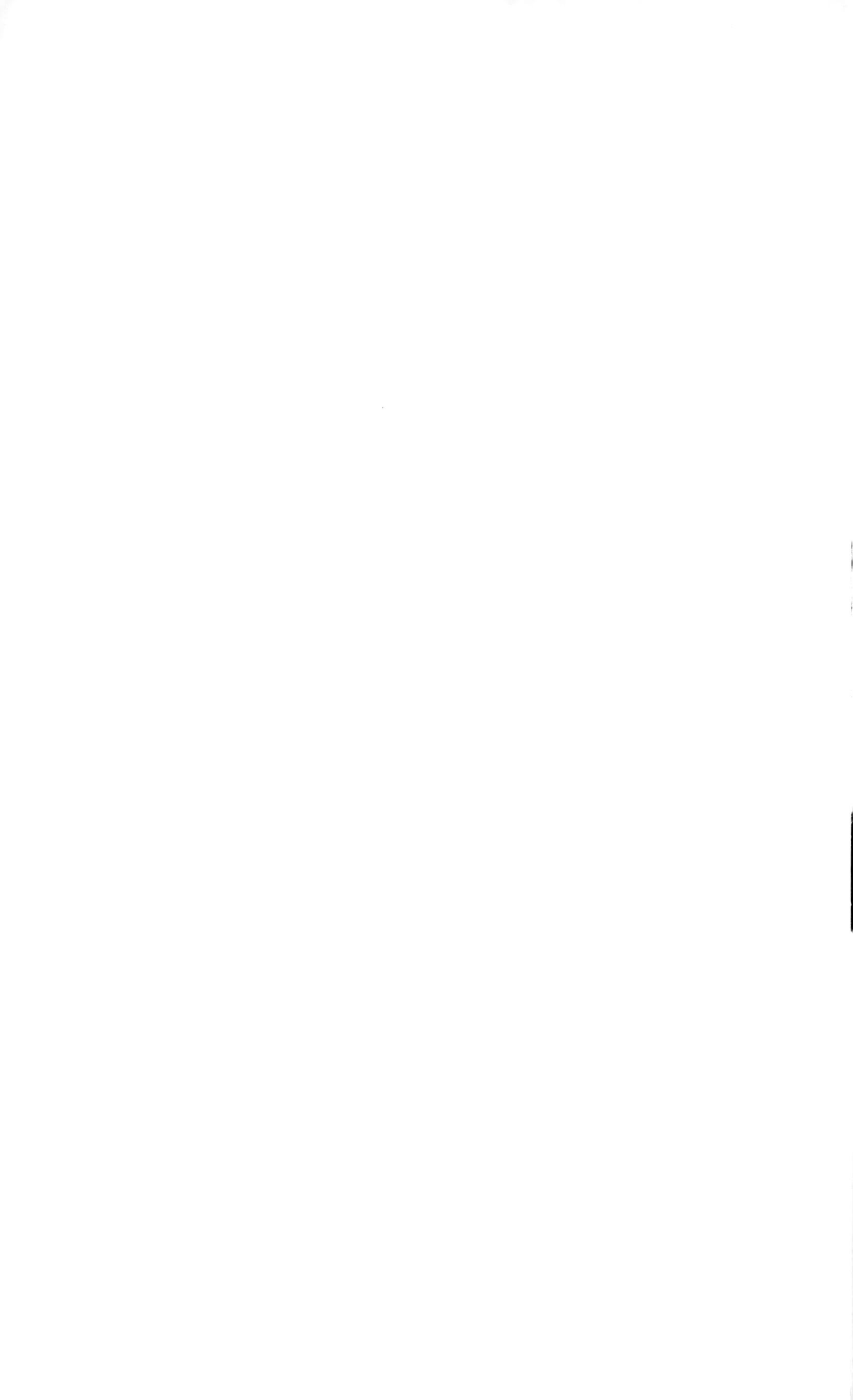

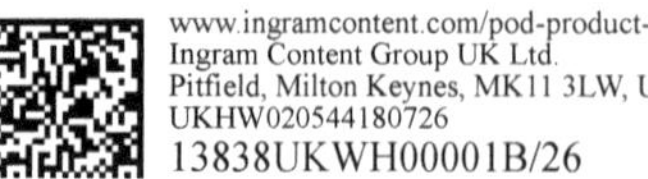
www.ingramcontent.com/pod-product-compliance
Ingram Content Group UK Ltd.
Pitfield, Milton Keynes, MK11 3LW, UK
UKHW020544180726
13838UKWH00001B/26

9 782329 350066